精神科医・駒込えぜる診療所院長
芳賀真理子
YOSHIGA, Mariko

こころの「雑談外来」本日も診療中。

ひきこもり院長のつれづれ日記

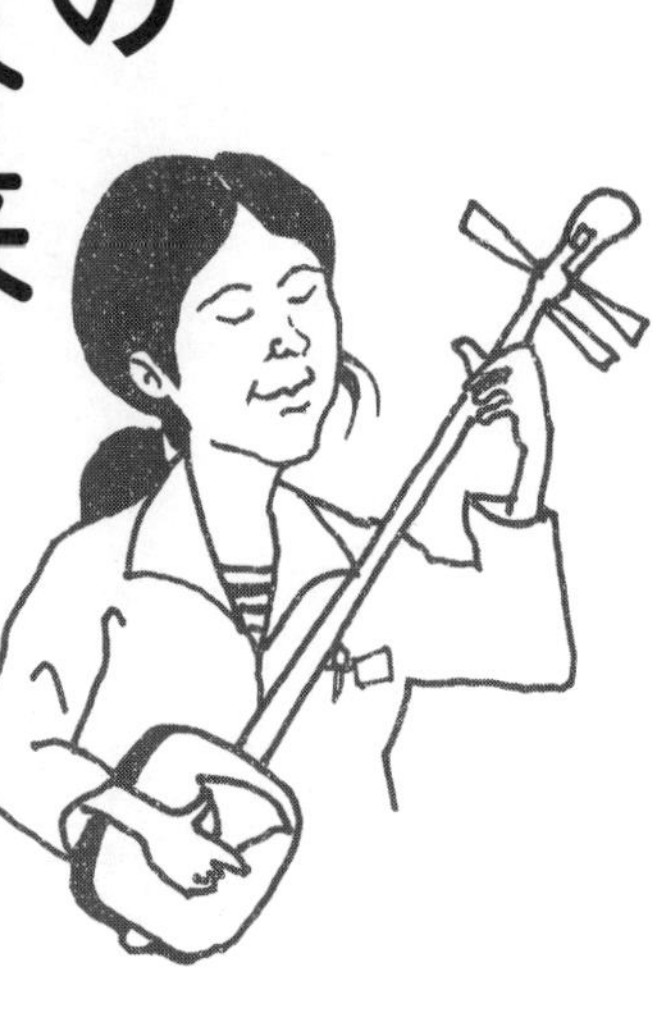

Forest Books

「矢はお前の向こう側ではないか」（旧約聖書・サムエル記 上より）

はじめに

ども。

はじめまして、駒込えぜる診療所の院長です。この本を手に取られた方の多くは、「エンゼル」から「ン」が抜けたような診療所名、駒込えぜる診療所のことも、院長であるわたくしのこともご存じないと思いますので、まずそのあたりの簡単な紹介から。

診療所の所在地は、東京、ＪＲ山手線駒込駅の近くで、心療内科、精神科を標榜するごく小さな診療所です。わたくしは職場と自宅との往復を黙々と繰り返す、判で押したような生活に埋没する、自称「働くひきこもり」、精神科医歴二十年あまりの者です。都会の片隅で、自らもココロの凸凹に蹴つまずき疼きつつも、患者さんの傍らに立ちたいと日々奮闘しております。

この本は、そんなわたくしが診療所のＨＰにぼちぼち書き込んでおりました「院長ブログ」が発端になっています。たまたまこの記事をいのちのことば社の編集者が読んでくださっており、「面白い」とのことで雑誌連載へのお話をいただいたのでした。『百万人の福音』というキリスト教月刊誌で三年間連載し、その後その連載エッセイに加筆して一冊の本にまとめよう、ということになったわけです。

このエッセイは、精神科医として、またクリスチャンとして、日々感じていることをつれづれに、時に妄想し、時に脱線脱臼しつつ書き綴っております。

院長ブログ同様、エッセイの一人称は「拙者」で綴っておりまして、なぜ拙者なのか、なぜひきこもり院長なのか、本書を読んでいただけると、そのあたりの謎もなんとなく解けていくかと。

ままならないココロを抱えて生きていくのは、なかなかしんどいことではありますが、お気楽に本書を開いてくださり、こんなおかしな「ココロのお医者」が、こんなことをぐるぐる考えて生きているんだな、と読んでいるうちに、ちょびっとでも気持ちが緩んでいくのを感じていただけるとうれしいです。

芳賀真理子

目次

二部　ひきこもり院長のつれづれ日記　89

一部

はじめまして、ひきこもり院長でござる

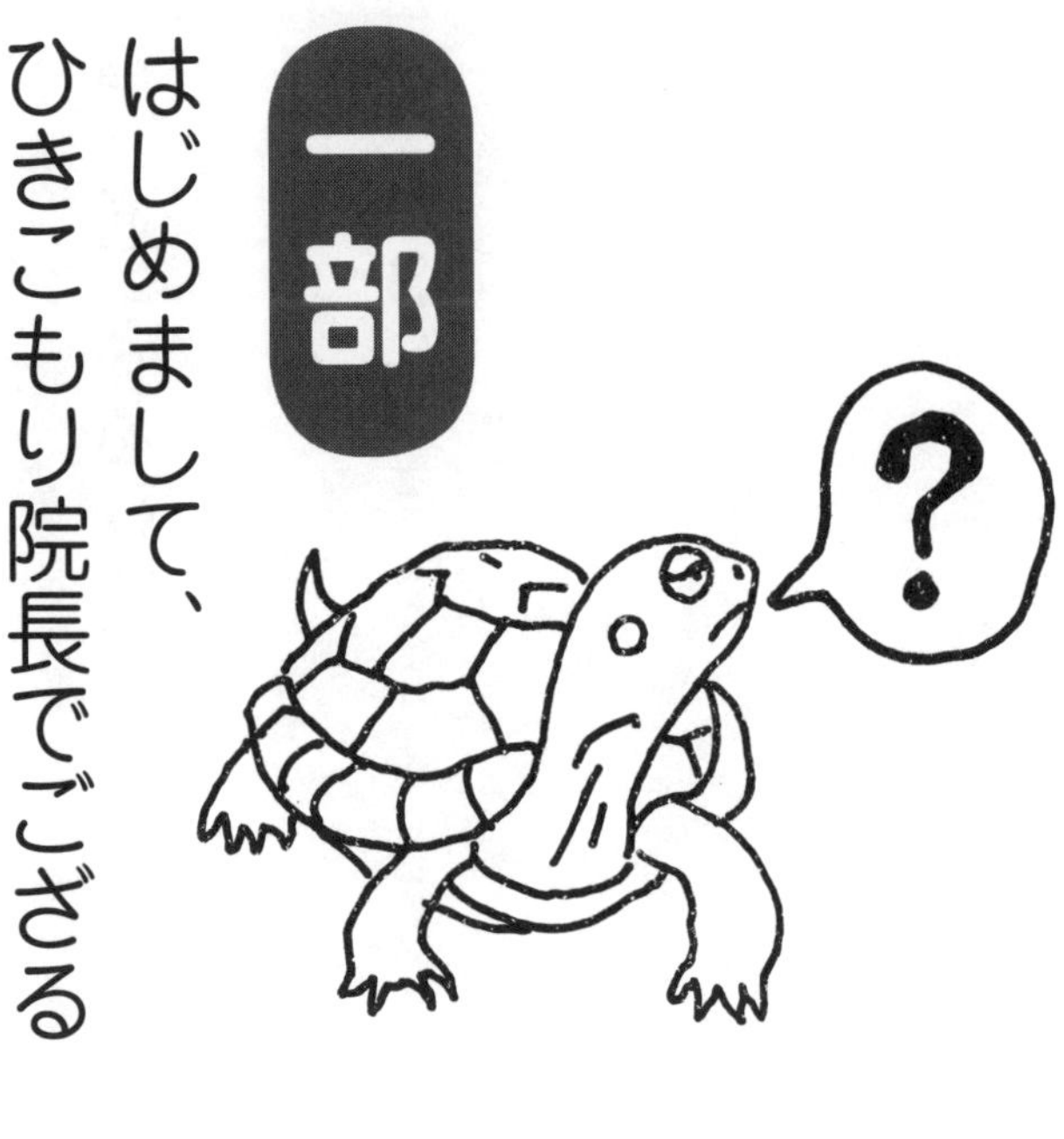

一章　通学するひきこもり、院長になる

「逃避というのは、逃げ去ることではなく、到着することでもある」

（ベルンハルト・シュリンク『朗読者』新潮社）

ぐるぐるぐるぐる悩める医学生

さて、わたくしの生まれは九州の大分、日本のＵＳＡこと大分県宇佐市。宇佐市といえば知る人ぞ知る唐揚げ専門店「庄助」発祥の地でして、わたくしはこの庄助さんのニンニクの匂いが食欲をそそる、サクサクパリパリ食感の濃い味・濃い色の

唐揚げを主たる栄養源として成長いたしました。高校は宇佐市よりちょびっと都会だけれど唐揚げ仲間の隣町、福澤諭吉の出身地・中津市へ一時間に一本あるかないかの電車での通学となり、大学は関門海峡を越え本州は茨城県に意気揚々と上陸。そして、上陸と同時にこれまた意気揚々と食堂に入り、まずは唐揚げを注文したのでした。出てきたのは、ニンニク臭乏しく薄味・薄色で皮はややしっとり上品な唐揚げ。この痛烈なるカルチャーショック、関東の食文化の洗礼、かくのごとく受けにけり。

　違いは唐揚げだけにとどまらず、言葉においてはイントネーションの違い、大学生活においては厳然たる事実として立ちはだかる都会育ちの同級生との経済格差、そのほか種々の文化の違いだとかがあったのですが、当時はその違いの存在自体にはっきりとした自覚がなく、ただ言いようのない違和感として捉えておりました。なので、いつもどこかしら身の置き所のない感覚で、でも体力と時間だけは有り余っていて、このままでは何かに間に合わないんではないか、何か大事なことをし忘れているのではないか、というような激しい焦燥感に突き動かされつつ、医学生として何より大事なはずの医学の勉強をし忘れ、アパートにひきこもっては日がな一日音楽を聴いたり、ハードロックな音楽に合わせて高音部をシャウトすべく地味に発声練習をしては、近所からクレームがくる、などを繰り返しておりました。

このように医学部に入学して以来、何かに違和感を覚えてはいたものの、日々の焦燥（もしくは、焦燥からの逃避としての趣味への没入）に追われるようにして卒業。研修先も都内総合病院に決まり、住まいは病院敷地内の研修医宿舎と、絵に描いたような病院敷地内ひきこもり生活が始まったのでした。

お医者センセイから逃げ出す

病院敷地内ひきこもり研修医となって各科研修を終えた頃。医学部入学以来の違和感は、医師としての「責任」に対してである、ということを自覚するようになりました。人の痛みには無頓着で、自分の痛みの範囲への関心しかないまま医学生になり、そんな自分本位なお子様が卒業してすぐに「お医者のセンセイ」になり、医師としての倫理観も人の命への責任感も十分に持ち合わせていない、としか思えてならない状況でした。人との関わりに激しい消耗を覚えていた当時の自分には、人との関わりを求めながらも、人と関わる上での責任を全うできないのではないか、という不安と心細さを抱きつつ、ようよう働いておるありさまだったのです。

とはいえ、なんだかんだ思いつつも、数少ない友人や同僚、それに先輩医師、患者さん方、職場のスタッフにも恵まれ育てられ、医師としての経験も重ねるうちに、「お医者のセンセイ」であることへの違和感は少なくなってきていたのですが、それでも何かしら、人生への焦燥感のようなものが強い状態は変わらないのでした。ここではないどこかへ、この仕事ではない何かへ、自分は向きを変えないといけないんじゃないか、何か大事なことをし忘れているんではないか、というものです。

そんなに心がざわついてしまって、目の前のことに集中しきれないまま、中途半端に人生が終わっていくとしか思えないのならいっそのこと、一度思う存分好きなことをやってみたらどうなんだ、と思い続けてはいたものの、なかなか踏み出せないまま。何年もぐるぐる悩み迷った末、フルタイムの勤務医（常勤医）を辞してパート医となり、絵描き修行の身となるべく舵（かじ）を切ったのは、医者となってすでに十二年が過ぎた、晩夏の頃のことでした。

世間的に見ると、それこそ人生の晩夏のような時期に始めた絵描き修行生活でしたが、そもそも絵にはある時期までまったく関心はなかったのです。それが、大学生の頃、海外旅行に出た際に見た抽象画のパワフルさと自由さがどうにも楽しくてしかたなく、そこから旅行は国内も海外もすべて、美術館を中心に見て回るようになりました。で、美術館巡りを八年くらい続けたところで、自分で抽象画を描いてみるともっと絵が楽しめるのではないかと思い、絵の教室に行き始めたのです。

常勤医の時期には帰宅してから絵を描いたり、休日に絵を描いたりしていたのですが、パート医になってからは、本当に朝から晩まで、好きなだけ絵を描ける環境になったのでした。

夢はかなったはず、だった

常勤医からパート医となり、念願の絵描き修行の身となってやっていたことは、いたって単純で単調なことで、午前午後と昼の休憩を挟み、石膏像やらりんごやらレモンやら綺麗(きれい)なモデルさんやらを前にして、ひたすら黙々と絵を描き続け、時々見回りに来てくれる先生にアドバイスを請う、というものでした。

抽象画をより良く理解したくて始めた絵描き修行でしたが、まずは絵画の基礎でもあるデッサンからのスタートとなりました。その基礎的な学びはさながら美大予備校生のような気分で、写実画というのも随分と面白いもんだとデッサンをしながら思っており、絵に関しては何をするのも興味津々です。

一方、週に数日、県外の医療機関でパート医として勤務しておりましたが、それまでの常勤医の働き方とはかなり違っていました。

常勤医の頃に保たれていたスタッフとのつながりも薄れ、責任の範囲も自分の診療行為に関してのみとなり、自分が出勤しない間のことは常勤医の先生が代行してくれます。さらに、常勤医の頃担っていた病棟長だとか医局長だとか、そういう役職から離れてみてわかるのは、地域連携や病院間連携、病院内の各部門との連携への責任もかなり限定的なかたちでしか関われず、医師としての責任が限定的で医療現場の部品（パーツ）となったことを実感するパート医の立場でした。

いざ医師としての責任をめぐる葛藤から解かれてみると、思いのほか居心地が悪い。ただ、時間的には絵に没頭でき、当初の自分の希望はかなえられた感じがしていたところでのこと。

うわあぁ！　ああああぁ。

「キリスト教精神に基づく診療所をやってくれませんか？」

と、声をかけてこられたのは、当時通っていた教会の牧師でありました。

うわあぁ！　………ああああぁ。

わたくしは相当戸惑いましたです。それは二年近くデッサン室にひきこもり絵に没頭していたところで今さら、医師としての責任だけではなく経営責任も引き受ける診療所開設の話だったから、というだけではない、微妙にベツモノの要素に対して、です。このあたりの開業にまつわる経緯(いきさつ)は後段で触れることとし。

はて……。

経営者や事業者として経験もなく、直近まで絵描き見習いのようなことをやっておった医者としての半端モンが、県外でのパート勤務から、それまでの勤務先との地縁もない東京・駒込という場所での開業となったのでした。こういうのを医療業界的には「落下傘開業」といいます。

この手の開業の場合だと、知名度の高い医師や目玉となる高度な医療行為提供などのセールスポイント、それに豊富な資金がないと相当苦戦するわけですが、まさに、ほんまに絵に描いたような苦戦具合でありました。

まず、無名の医師にして、なんの目玉となる高度な医療技術もなく、もちろん豊富な資金などあろうはずもない診療所です。開業に適正な立地かどうかの市場調査を行うような周到さもなく、どこから湧いてきたのかわからない勢いだけで立ち上がった診療所なわけです。

種々の無鉄砲さから、資金も人脈も看板もＨＰも持ち合わせず、はたまた患者さんからの問い合わせもなく。開業したはいいものの、患者さんゼロの連続日数新記録は日々更新されておりました。

さすがにこれではまずいでしょ、そりゃまずいっすよ、なんでこんなことやっちゃったんだろう、世間知らずもいいところ、思い上がりもいいところ、本当にあたしがバカでした、とかの激しい後悔と心細さがシンシンと心に降り積もる二〇〇八年二月は、それまでに経験したことのないほどの、心底寒く凍える長い長い二月となったのでした。

怪しい「拙者節」誕生

とはいえ、診療所が凍死する前になんとかせねばならぬと思い、あれこれ調べて始めたのが営業目的でありながらも無料で始められるインターネットブログ、「院長ブログ」でした。

とにかく診療所の存在を一日でも早く多くの方に周知せねばと思い、なるべく頻繁にブログを更新しようと思うのですが、どうにも文章が書きづらい。なぜだ？　ほんまになんで世間話のような普通の文章がこうも書きづらいのか、としばらく考えていたところ、どうやら自分の頭の中で巡っている言葉で書いていないからではないか？　と思い至ったのでした。

皆さんの頭の中に巡っている言葉がどういうものかわからないのですが、わたくしの頭の中で巡っている言葉というのは、通常の話し言葉でも書き言葉でもなく、どこの方言だか時代だか「拙者、よくわからんかったとです」っちゅうような、変な言葉なわけです。もう少し詳しく言うと、頭の中では目の前の見えているものが二次元的な漫画のコマ割りのようなものにいちいち変換されていて、そういう画像がブツブツ断片的に展開するところに変な言葉が引っ付いて解説している感じです。けっこう頭の中がうるさいのです。

そこで、思い切ってブログで自分の頭の中のこのうるさい模様をそのまま表現してみたらどうなんやろ？　と思い、一人称を「拙者」にして書き方を変えてみたところ、なんと実にするすると、文章が書きやすくなったのでした。（ということでここからは本書も、「わたくし」改め「拙者」でやらせていただきます）。

この、営業活動のつもりが営業妨害につながる危険性を大いにはらんでいた、自分の頭の中にみなぎるとりとめもない雑談なのか空想なのか妄想なのか、それらの渾然一体となったものなのか……、とにかく字数だけは多い院長ブログも診療所同様、ほとんど世間的にもネット上でも検索された気配もなく、一人で一日に何度も自作のブログ記事を閲覧しては「いいね！」ボタンを押し、キーワード検索などの上位に入るよう、ひたすら涙ぐましい営業努力を続けていたのでした。

風当たり、いと強し

しかして、開業早々から意図せずして隠れ家的存在となってしまった、開店休業状態の診療所にも取り急ぎ画像中心のＨＰができあがり、ＨＰを見た方から問い合わせがごくたまに来るようになったのでした。そしてとうとう、とうとう受診にまでつながる患者さんも出てきました。

とはいえ、受診にまでつながった方は、本当に恐る恐るの来院という感じです。

なにせ診療所に関しての情報量は少ないし、ある情報といえば画像中心のＨＰでの診療所のイメージと、治療者なのか病者なのか、その両者なのかよくわからないような院長ブログだけなのです。おまけに、診療所付近にたどり着いても看板も入口の案内もなく、診療所に到着できるエレベーターがどこにあるのかすら不明です。

そこでまず、とりあえずできることとして、ビルの入り口付近にある錆びたポールに診療所の診察券を磁石で留めることにしました。が、風が吹けばすぐに磁石ごと飛ばされてしまうこともしばしばで、ビルの管理人さんから「また、診察券飛んでたよ～」と報告がくるごとに、診察券と磁石とを張り替えておりました。同じように診療所のオープン・クローズドのプラスチックの札も、風に吹き飛ばされしばしば床に落ちており、一見すると開業してるのか休業してるのか不明な状態にて。何かと風当たりの強い診療所看板事情であります。

こんな状態ですから、不安障害の方などはおいそれとは近づけない、相当ハードルの高い診療所だったことだろう、と振り返ってみて思うです。

駒込デビュー

　と、看板もなくビルにもこれといった特徴はなく、迷いつつようやくたどり着いた患者さんからは、「看板とか道案内、フロア案内がないのですが、ここはちゃんとした医療機関なんでしょうか？」と開口一番不審がられます。

　ちゃんとしているのかどうかわかりませんが、ひとまず保健医療機関であり、精神保健指定医である拙者自身を自己紹介し、恐る恐る診察が始まります。そして、患者さん方の病状が安定するまでの間、診察では薬の副作用や病状報告等、医療的な話が中心になるのですが、症状が落ち着いてきて薬も一定になってくると、「眠れてますか？」「食事とれてますか？」「じゃ、いつもの薬で」とか、ワンパターンなやり取りになってきがちです。

　しかし、この隠れ家的診療所、患者さんはほとんどいないので、一人患者さんがいらっしゃると診療所はその方への貸し切り状態です。で、拙者も時間が有り余っており、どっちからともなく、なんだかんだ気楽な話が出てくるわけです。

「この診療所、看板がないのは零細経営とはいえ、ちょっと不親切で怪しすぎませんか。自分は前に看板屋やってたんで、簡易型の看板を作ってきてあげますよ。今のままじゃ、ちょっとあんまりじゃないっすか」とかの温かい申し出をしてくださる患者さんがおり、その方の作ってくださった看板がビルの入り口のところに掲げられ、ようやく診療所の名も駒込という世間にデビューできたのでした。

営業部長、立ち上がる

ところで、開店休業状態の診療所には拙者以外に受付嬢が午前、午後と一人ずつおりました。

このお二人の受付嬢、ともに新聞折込求人紙を見て来てくださった近所の方々で、拙者も含めそれぞれまったく面識がない人々でありました。

それまでの生活の中で接点のなかった者たちで、ぎこちなく仕事を始めておりましたが、電話での問い合わせもなく、患者さんゼロの連続日数新記録更新を続けている中で、しびれをきらした受付嬢の一人が営業に出てくれるようになりました。営業は、地域の学校や医療福祉関係の諸機関に診療所のパンフレットを持って挨拶回りをする、というカタチです。そこからこの受付嬢はのちに「営業部長」と命名されることとなります。その後、部門は細分化し、ブログ関係の編集にあたっては、@えぜる編集部が立ち上がり、その後、地域の消防部長をやっているというスタッフが入職し、診療所内の消防点検や消防訓練を積極的に指揮・指導することもあり、そのまま診療所内の消防部長となり、それには部下までできました。

そのうち動植物も含めスタッフとしてカウントされるようになり、職員数や部門数も拙者の頭の中では大企業並みになっていくのですが、実際目に見える人間の職員というのは院長と一、二名の受付嬢のみ、という零細企業状態に変わりないのでした。

えぜる亀

さて、拙者の頭の中で大企業並みの職員数と部門数にふくれあがる診療所に、いつの間にやら生息するようになった「えぜる亀」という名のはぐれ亀がおります。この亀は何かの役に立つわけでもないのですが、なぜだか拙者にとって微妙なる存在感があり、ちょいと説明しておきたいと思います。

えぜる亀とは、拙者の古い記憶によると確か、拙者の趣味である散歩の途中に出会ったのでした。

駒込には趣を異にする二つの上品な庭園があり、二つの庭園周辺を散策している折、干乾びて瀕死状態にある小さな亀を見つけます。おそらくは、いずれかの庭園からはぐれ出てしまった亀だろうとあたりをつけ、鶴の恩返しとか、浦島太郎とかの恩返しものの昔話を算段しつつ、教科書どおりその瀕死の亀を池に戻すつもりでしたが、池に戻すにも両者の庭園は数百円の入園料がかかるのです。

拙者、ふだん使いではない万単位のお金の計算になると大雑把になる割に、十円とか百円単位になると妙に現実感が出てきてケチになるという習性から、そのまま瀕死の亀を診療所に連れて帰ったのでした。結局亀を診療所で飼うことになり、それが一番お金がかかるということに気がつく頃には、後の祭りなわけでした。

亀といえば、昔話によると竜宮城に連れて行ってくれるものだと思うのですが、このえぜる亀に関していえばごく小ぶりの亀でして、なかなか人を乗せて泳ぐなどは難しそうです。さらに、はぐれ亀となり瀕死状態に至るまでになんらかの事情により心的外傷体験を負ったのか、なかなか視線を合わせず素っ気ないそぶりであります。しかし、人の気配がする所を好んでおり、診療所に人がやってきては帰る段になると、お見送りするかのごとく、ひっそりと首を伸ばしてその方の後ろ姿を見ております。

そんなえぜる亀の後ろ姿（甲羅）を見ておると、なんだか存在のもつ根源的な孤独やさみしさのようなものが漂っておるようにも見えてきます。この亀はおそらくは人を背負って竜宮城に行くのではなく、人やら亀やら何やらの存在のもつ根源的な重荷を背負って、一匹で竜宮城に行くのではないかとすら思えてくる、不思議な存在感なのでした。

と、拙者の頭の中では、このえぜる亀も大事な職員の一匹であります。

二章　「えぜる」という名の診療所

「愛する者はつねに愛するところから傷を負うのである」

（モーリス・ズンデル『沈黙を聴く　現代の神秘家モーリス・ズンデルの人と霊性』女子パウロ会）

「えぜる」って何？

開院当初は「えぜる」というのが耳慣れないせいもあり、「駒込えんぜる診療所」とか「駒込えるぜ診療所」とか、診療所の名前が天使だったり外国の女性の名前だったりの郵便物が届いていたりしましたが、本名は「駒込えぜる診療所」であります。

で、そもそも「えぜる」って何？　と尋ねられるですが、これは拙者がこれまでの人生の中でたぶん最も頻繁に読み直している本、聖書の中から引っ張ってきた単語であります。

拙者、もともと本といえば辞書とか地図とかが好きで、何度となく飽きもせず読み返しておりました。それ以上に頻繁に読み直しているのは、聖書くらいなもんです。

辞書とか地図っていうのは必要な時に利用する、という方も多いと思いますし、実際にそういう機能のものだと思うですが、拙者の場合は特に何かを実務的に調べているわけではなく、辞書そのものを繰り返し読み、地図もまったく行くあてのないところの地名や街道名を読んでおりました。

辞書も地図も聖書も何かあてがあって読むというより、これは一種の愛着のようなものでしょうか。何に対する愛着なのか、活字なのか紙なのかよくわかりませんが、ただ、辞書はあの分厚さに対し、薄くてそれでも強いツルンツルンの紙にぎっちり言葉が詰まっていて、薄いのに裏の活字が表に出しゃばって透けてきたりはしない。実に、うっとりするほどの奥ゆかしくも洗練された作りであります。この精巧な作りへの敬意のようなものが、まず初めにあるような気もいたします。

その憧れの辞書同様、聖書も分厚いところに薄くともしっかりした紙の質感があり、触っていて飽きのこない作りであります。聖書も辞書同様、大中小さまざまな大きさのものがありますが、拙者は旧新約聖書の大量の文字が薄い紙に詰まっている中位の大きさの聖書を愛用しております。愛用しているうちに、最初と最後の方の紙がくしゃくしゃに丸まってきて、そのあたりは聖書の創世記というところと黙示録というところにあたるのですが、読む時に一枚一枚くしゃくしゃに丸まった紙を広げて読まなければいけないその手間のかかる風情もまた、愛らしいのであります。

と。

なんだか相当脱線してしまった気配であり。

さて、ここは「えぜる」の説明でした。

もいちど、「えぜる」って何？

拙者の愛着のある、薄い紙にぎっちり活字が詰まった中位の大きさの旧新約聖書の前半部分に第一サムエル記というのがあるのですが、その中で出てきた「エベン・エゼル」に、診療所の名前である「えぜる」は由来しています。

「サムエルは一つの石を取り、ミツパとエシェンの間に置き、それにエベン・エゼルという名をつけ、『ここまで主が私たちを助けてくださった』と言った」（『聖書 新改訳2017』サムエル記第一より）

これは、前後左右上下の説明は置いておき、敵からの攻撃のさなかに神により頼む時、神である主は敵を打ち負かしてくださった、という状況の中で置かれた石、「ここまで主が私たちを助けてくださった」記念として置かれた石、それが「エベン・エゼル（助けの石）」です。エゼル（ezer）とは、ヘブル語の「助け」にあたる言葉で、「助け」といっても「神の助け」を表すことの多い言葉、とのことです（雨宮慧（さとし）責任編集「artos」二〇〇〇年十一月二十五日号）。

また、聖書の一番最初の部分、拙者の聖書ではくしゃくしゃに丸まった頁の中に収まっている創世記でも、「助け手」というところにエゼル（ezer）が使われています。

「神である主は言われた。『人がひとりでいるのは良くない。わたしは人のために、ふさわしい助け手を造ろう』」（『聖書 新改訳２０１７』創世記より）

ここでの助け手とは、単なる補助者といったことではなく、パートナーとして真に必要な助けを与える人の意味、とのことです。

こういうところから、医業という専門職であると同時に、人として真に助け合い支え合うこと、共に生きていくという意味を込めて、また最終的に「主がここまで助けてくださった」記念として置かれた診療所であることを思い描き、「えぜる」という名をもつ診療所にしたのでした。

とはいえ、この理念、拙者には到底到達不可能、無理です。

「ええぇ？　ここまできて、そもそも自分で命名してて、それってどういうことっ！」と、この本を蹴飛ばしそうになる方もおられるかもしれませぬが、まあ、本音であります。

というのは、自分は安全なところにいて、なるべく巻き込まれない程度で人を助け支え生きていこうともがく我が身を、いやおうなく自覚するからです。でも「えぜる」とは、自分の中で失うもののことや傷つくことを顧みることなく、真に相手を思い、支え合うことを指向しており、その名をもつ診療所なのです。

あぁ、なんという矛盾。でも、これが現実です。ほんまに蹴飛ばされそうです。

一方で、人を愛する神が、愛するがゆえに傷を負うのです。その神を指向する診療所なのです。

これもまた現実です。

そして、そのどちらの現実もそのまま真っ直ぐ受け入れていこうとする先は最終的に、「主がここまで助けてくださった」記念として置かれた診療所であるはず、です。

ここが信仰の神秘だと思うております。

診療所内聖書勉強会・東京えぜるん

診療所開業後しばらくして、患者さんたちの精神的な部分が良くなり、看板を作ってくださった方のように、患者さん方と気楽な雑談ができるようになった頃のこと。

「実は私、小さい頃日曜学校に通わされてましてね。親はクリスチャンじゃなかったんですけど、なんでだか」とか、「精神的に落ち着いてきたのに、なんか虚しいっていうか、足りない気がするんですよ」とか、何かしらの飢え渇きを暗示するような話が出てくるようになっており。その他にも、「大好きだったおばあちゃんがクリスチャンだった」とか、「昔の職場がキリスト教系のところで、退職する時聖書をもらってまして」とか、患者さんが周囲のクリスチャンに静かに祈られてきたであろう話をぽつりぽつり、お聞きするようになりました。

一方で、宗教嫌いだったり、特別興味を示さない方ももちろんおるんですが、それぞれの方々に霊的なことに関して感じているところをお聞きしていくうちに、少しずつ聖書について話をする機会が出てきました。アダムとエバ、ノアの箱舟やバベルの塔など、創世記の一部や固有名詞などは皆さん何らか聞いたことがあり、一神教ということに対しての抵抗がとても強い方もいるですが、聖書そのものに対して抵抗はないことがわかります。

「別に、聖書自体は悪くないですよ。教訓になるようなことも書いてあるし、興味はありますね。でも教会とか宗教っていうのはちょっと……」。「大体、知らない人の中に行くのも不安だし」などなど、種々の理由があって教会には行かず（もしくは行けず）、でも「聖書には関心あるのです」と言われる方々を前にして、ゆるゆるその姿を現してきたのが、月に一度、診療所の待合室を利用した、聖書勉強会「東京えぜるん」なのでした。

フーテンのイエシュー

東京えぜるんは、別の聖書勉強会で知り合った牧師と共に、二〇〇九年夏から診療所待ち合い室でほそぼそと続けられており、年月を重ねる中でやり方の変更はあったものの、二〇一一年頃からは山浦玄嗣（はるつぐ）氏のセケン語訳聖書である『ガリラヤのイエシュー』を輪読しつつ、そこに書かれていることを分かち合っています。

輪読し終わった後、拙者が文脈に沿って質問し、参加者の方々に感想も含め自由に発言してもらうですが、この回答がなかなか骨太です。

「結局、神様ってのは自分の意に反すると怒って殺したりするんでしょ。一神教って排他的で視野が狭くて嫌なんですよ」「自分は法に触れるような罪も犯してないし、別に神様に赦（ゆる）してもらう必要も、すがる必要もないし」「この、イエシューってのが人なのに神様だっていうのがよくわからないんですよ」とか、キリスト教に対しての意見や質問も、当日輪読した内容とは別に毎回のように出ていました。

が、しかし。回を重ねるごとにほんの少しずつ、少しずつですが確かに、参加者の感想や表情が変わっていくのでした。

例えばヨハネの福音書四章で、サマリアに正午頃到着したイエスが、旅の疲れで井戸のそばにへたり込んでいる所で、人目を避けて水をくみに来た女と対話している場面を輪読していた時のこと。

最初はイエスに対し怪訝（けげん）そうにしていたサマリアの女が、イエスとの対話で徐々に心を開いていくようすを具体的にイメージしてもらってから、参加者の方々の目に浮かぶイエス像というものを質問していったところ。

「イエシュー様は寅さんみたいな人なんじゃないでしょうか」と、参加者の方。

「ええ？　あのフーテンの寅さん、ですか？」と、拙者。

「ええ。なんというか、人懐っこい感じっていうのか、人の警戒心とかを緩ませる何か、そういうものをもってる感じなんじゃないかなと思うんです。自分だったら、そういう人には素直に色々と話ができるような気がするので」と。

……ううむ。テレビドラマや映画の「男はつらいよ」（一九六〇年代から一九九〇年代にかけて放映された人情喜劇シリーズ）の主人公、「フーテンの寅」こと車寅次郎。遊び人の父親がへべれけの時に芸者との間にできたのが寅であり、その寅はつまらぬことで故郷を離れ、二十年の流浪の末なすことなく故郷に戻り、そこで悶着を起こす。毎度マドンナへの恋心は恋愛へと発展はせずして、いっこうに向上しない風情のフーテンの寅さんと、かたや処女マリアが聖霊によって身ごもり生まれたイエス。神の国の到来を告げ知らせるべく故郷を離れ、三年半近くパレスチナ地域で種々の癒しや奇跡を行い尊い教えを説く。にもかかわらず、故郷に戻ってきては地元民らに尊ばれず。ついには十字架上で死を遂げ、そして三日後に復活した、世の罪を取り除く子羊、神の子イエス・キリストと寅さんとが似ている、とは。……はて？

ところが、すかさず牧師から「ええ。そういう本が出ているんですよ、実際。イエスは寅さんと似ているって言っている神父様が本にしていてね」と。そこで拙者、早速その本（米田彰男『寅さんとイエス』筑摩書房）を読んでみましたが、確かに。寅さんとイエスの共通点の詳細が比較考察されており、なるほどなるほど、なのでした。

この著書により、それまでの聖書のイエス像とはひと味違う、「ガリラヤ出身の田舎者、一人の百姓大工の話」という視点で描かれた「ガリラヤのイェシュー」が、それまで感じられなかったほど一層イキイキと躍動感をもって拙者に迫ってくるようになってきました。

こんなふうにして、人情味あふれる人間イエスがイメージしやすいテキストを通じ、年月を重ねるうちに東京えぜるるん参加者のそれぞれの中にも、イエスが体温をもった存在として登場してくるようになっていたのでした。そして、人としてのイエスを自由に連想しているようすが語られるようになっていきます。

さらに、この変化はイエスに対してだけではなく、参加者同士の関係性にも現れてきたのでした。

フーテンのイェシューによる集団精神療法

参加される方々は診療所に通院されている患者さんや牧師の知り合いなどで、たいていの場合、参加者同士は初対面というちょぴっと緊張した、よそよそしい状態からスタートします。

集会では特に個人的な自己紹介は求めず、簡単なそれぞれの近況報告をしてもらってから聖書の内容に入っていくのですが、何度か継続的に参加するようになってくると、参加者同士の親近感のようなものが出てきます。もちろん人の集まりなので、それぞれなんらかの相性というのはあると思うのですが、フーテンの寅さんのようなイエスをみんなで見つめているせいなのか、不思議と関係性が穏やかで、互いを思いやりいたわる雰囲気になってくるのです。

それぞれが語らずとも、生きていく上でのひりひりするような痛みやさみしさを抱え、苦悩や渇き、失ったものへの嘆きを抱えて集っている場面もあるのだと思うです。互いのそういう自分の中にある手に負えない「心細さ」や「疼き」、そして「渇き」のようなものへの共鳴と受容から、うっすらとやわらかいコミュニティが形成されているのを、年月の経過の中で目の当たりにすることがあります。

これは拙者にとって、通常の医師・患者一対一の診察場面では体験できなかったものであり、聖書の神がなさる集団精神療法の中に拙者自身が参加し、取り扱っていただいているようです。

三章　クリスチャンになった精神科医

「哲学的な目ざめがまさに遅きに失している。すべて独学の限界である。限界は境界ではない」

（長谷川龍生『立眠（りつみん）』思潮社）

「疑うということは不幸である。しかし疑いのなかにいる場合に、必ず果たさなければならない義務は、求めるということである」

（パスカル『パンセ』中央公論社）

通学するひきこもり→通勤するひきこもり→働くひきこもり

「我が人生は物心ついてからなんだかいつも用事ばかり」と書いたのは詩「世間知ラズ」の谷川俊太郎さんですが、「物心ついてからなんだかいつも疑いばかり」の拙者は、実にかわいげのない偏屈な子どもでございました。生来的な過敏さと鈍感さ、偏狭な興味・関心から、世間話のしかたも心得ないまま、自宅から学校もしくは職場への同じ通学路、通勤路の往復で織りなされる、判で押したような毎日を積み上げており。

周囲変われど自分の殻に閉じこもったまま、年月の経過とともに、通学するひきこもりから通勤するひきこもり、自称働くひきこもりへと進行していたのでした。

人との関係性から逃避し、自分の内にひきこもる、というかたちがある程度うまくいっていると感じられていたのは、自分とある程度折り合いがついていると感じられていたからでした。それはたとえば、一章で書いたように自分はお医者のセンセイであるより絵描き修行のほうが折り合いがよいと感じ、デッサンに明け暮れる毎日に突入していけたようなことでもあります。

絵描き修行においては、周りにあるのは石膏像や瓶や果物といった疑う余地なき静物が中心で、人との対話はあるもののそれは絵の技法に関してのものであり、互いの心に触れ合う人格的な交流というほどのものではなく、それこそ自分の内にひきこもるにはこれ以上の所はない、と思えるものでした。

連日、スケッチブックと鉛筆や木炭、消しゴムやパンなど必要画材を携えて、通勤でも通学でもない道のりを往復するわけですが、「こんなに快適な所が世の中にあったんだ！」と、人気（ひとけ）のない部屋でただひたすらデッサンできる喜びをかみしめておりました。

物音も動きもほとんどない、静物ばかりのデッサン室という、最小限の刺激の中に埋没できる安心感だけでなく、デッサンをしていて面白いのは、ものの見え方・捉え方の変化を自分が実感できることでした。ふだん漠然と見ていたものに対して、立体や空間を絵に起こす上で、面で捉え、明暗や遠近、ものの質感・量感の違いを意識し、バランスを正確に測る（専用の測り棒があるのです）といった、つまるところ対象を丁寧に正確に観察するということを、徹底して学ぶ機会となったのでした。日常的なものの見方とは違う、絵を描く上でのものの見方、捉え方というものがあり、それを技法として修得していくのです。

この「対象をよく観察する」というのは、精神科医療においても「人をよく観察する」ということに通じております。このこともまた、拙者の気持ちの上で「今は医療とはまったく関係ないところで修行しているけど、今やっていることもいつの日かきっと、医師としてやっていく上で役に立つ時がくるのではないか」という、一筋の希望となっていたのでした。

当時は、自分の行動様式が逃避で説明がつくとは自覚できていませんでしたが、それでもこういうふうに心底どちらも選べない、未練たらしい思いを意識しながら、目の前のことに明け暮れていたのでした。

夏の光

そんな生活がほぼ一年くらい続いたところ、あることに気がつきます。あることとは、デッサン室から一歩外に出ると、自分のものの見方が日常に戻ってしまっている、ということなのでした。

これはどういうことかというと、デッサン室に設置された静物を描いていくことには眼と頭とが慣れてきていたのですが、よりスケールの大きな風景画とか、スナップ写真のような一瞬の光景を絵にしていく、自分を含む全体的な関係性を意識して物事を観察していく、ということが自分にはとっさにできないわけです。デッサン室の静物画になると、自分で静物の配置を考え、自分で描きたい空間を作り、対象を観察できます。でも一歩外に出るとそこは、風や匂い、温度や明るさなどが自分でコントロールできない空間であり、その刺激に反応する自分の感覚を通して見る風景という対象を、バランスを測り観察するという方向の眼が、まだ育っていないことに気がついたのでした。

まあ、こういうのも地道な訓練が必要であろうと思い、地味にスケッチに出ていったり、街を歩くのにも立ち止まって明暗だとかバランスだとかを意識するようにしたり、あれこれ日常の風景の中でも絵として自分が捉えられるように、辺りを凝視していたのでした。

しばらくこういうことを繰り返しやっておりましたが、ある日差しの強い昼間。日差しを避けつつぼんやり下を向いて歩いていたところ、角を曲がった所で、車道に建物の影がくっきり映し出された光景に出くわします。

こういうのは、夏の光の中でのよく見られるコントラストではあるのですが、その時に不意に、真っ直ぐに差し込む光とその反射光、夏の光で一層鮮やかに発色・褪色（たいしょく）する色彩と鋭利な輪郭、熱と湿気を帯びたざらりとした空気の質感、そこにいる自分とが、一体となったような感覚に捉われたのでした。すぐさま、手にしていた鶯色（うぐいすいろ）のスケッチブックに、今自分が見て感じているものを丸ごとそのまま——視覚的に入ったもの、感覚的に感じたものをそのまま、脳であれこれ吟味しないままに手が動く、そんな感覚で走り描きしたのでした。あっという間の出来事でした。

この偶発的とも思える体験を直接的なきっかけとして、絵を描く上でのものの見方と日常のものの見方とが往き来しやすくなったと感じられるようになった頃、そうとは知らずして、自分に対するものの見方も静かに変化してきていたのでした。

それはほんの些細なことがきっかけでした。とうとう、「自分と折り合えない」事実にぶち当たったのです。

それまで拙者、嘘というのは「嘘も方便」としてある程度許容されるものであり、そもそも嘘というのは自分である程度は意識してつくものだ、と思っていました。つまり、ちゃんと意識していれば、不必要な嘘はつかない、と思っていたのです。ところが、日常のなんということはないところで、言う必要のない嘘をついていることを、自分自身で観察してしまったのでした。

それは例えば、知ったかぶりのような嘘です。よくも知らないのに知ったように振舞う。特に嘘をつく必要などないのです。知らないことを「知らない」と言えばいいだけのことです。「はい」を「はい」と言い、「いいえ」を「いいえ」と言えばいいだけのことです。でも自分は「はい」であり、同時に「いいえ」であるのです。

おおお、なんということ。

なぜ、自分は嘘をつくのか。なぜ、「はい」であり、同時に「いいえ」でありたいのか。何をそんなに自己顕示したく、何をそんなに隠したく、何をそんなに貪るのか。

…………たぶん。

働くひきこもりとか自称してるけど、たぶん自分は世間からからひきこもることで、自分の中の妬みや羨望を刺激しないようにしていたんだ。人との接触で自分のそういう醜いところが動き出すのを感じて、そんな自分が惨めになるから、自分の殻にひきこもろうとしていたんだ。でも、自分を守ってくれているように思えた殻自体も「欲」を幾重にも分厚く重ねたもんで、中身はちょっと殻を揺さぶると傷つくような、幼虫のまんまなんじゃないのか。

こういうふうに次々に湧き上がる自問自答をきっかけにして、日常的な営みの中で、自分の「貪欲さ」に対して自分はまったく無力で、理性とかがまったく役に立たない、いや、理性すら手なずけてしまう、理性を装ってしまうかのような「欲」

の底知れぬ力の質感・量感のようなものを、確かに感じたのでした。

それまでは、自分の殻に閉じこもる、ひきこもることで人との関係性から逃避した生活を送れていたつもりでしたが、ここにきて、そういう生活を送っている自分自身が得体の知れないものとなったのでした。

他者よりまず自分が、一番疑わしい。

自分が、自分を疑う。自分が疑わしい奴(やつ)だとは思っていた。それは頭ではわかっていた。でも自分のことは自分がよくわかっているという観念を、徹底的に疑ってはいなかった。

この目覚め、まさに遅きに失している。ひきこもりの限界。

自分を諦める

自分の「欲」からは、自分を救い出せない。

このことは、心底自分を諦めるきっかけとなった大きな転換点でした。それまで、社会の中では自分にひきこもるかたちで折り合いをつけてきており、自分自身が自分の魂の身元引き受け人のようでした。

小さい頃、違和感を覚えてはふらり家出を企てておりましたが、親元を離れてはどうやって生きていけばいいかわからず、ぶらぶら自転車で自宅が見える範囲内を巡った後、やっぱり家に戻る、ということを繰り返していました。でも今回は戻るところがない。自分に戻れない。かといって人にもたどり着けない。ものすごい混沌（こんとん）が、闇が、この自分の中にある。自分が見ず知らずの他人のようで、どうしようもなく心細い。どこにもつながっていない、でもどこかにつながりたい。と、湧きあふれるかのように、それまでに感じたことのないほどの切実な疼きがありました。

どうにかして助けてもらいたい。何かに、助けてもらいたい。自分でも人でもない何か、何かないのか。あてどなく、しかし痛みは激しく、ひたすら「助けてくれ〜、助けてくれ〜」とうめいていたところ、そのうち「神様助けてくれ〜」とジタバタうめきだし。

へ？

神様、って今、自分言うたな？　そうそう。神様っていうのがあったわ。神様といえばキリスト教。で、クリスチャンである友人に連絡を取り、ゲンキンにもさっさと教会に行ったのでした。

しかしなんで、「神様といえば宇佐八幡」とならなかったのか、なんで「仏様、助けてくれ〜」にもならんかったのか、それも謎であります。拙者、小さい頃から近くの宇佐神宮（八幡総本宮）には初詣でよく連れていかれておったんじゃが。

と、自分ではよくわからんところで人生は流されていくもののようです。

嘘から出たまこと

意図的な嘘でなくとも自分の中に潜む欲から出る嘘の存在により、自分から発出するものにはすべて、例えば自己顕示欲であったり自己正当化であったり、他者への羨望であったり、それ以外の欲という欲もすでに根を張り蔦が絡んでおり、自分がなんとも手に負えない薄汚い奴だと思うたのでした。しかして、遅きに失しての自分の「存在自体が罪」なるものを自覚し、人間はどうにも救いがたく、そのままではただ苦しいということを意識し、図らずも、自分は超越的なものの存在に賭けていたのでした。

神はいるのか。いないのかもしれないけど、一度っきりの人生、これまで疑って生きてきてこの顛末、まさに死んだような状態。それじゃあ、これからは余生でしかないわけで、それなら今までと違う生き方、疑う者ではなく、信じる者として、残りの人生を歩んでみてもいいんじゃないか。

自分で強く意識しない「嘘」から出た「まこと」の予感でした。

余生を生きる

そんな立派な信仰的な確信もはたまた葛藤もなく、教会行事の流れのままに洗礼を受け、どうやら拙者、世に言うクリスチャンという人になったようでした。洗礼が指し示すものは、「罪に支配された古い自分に死んで、キリストにある新しい命を生きる」ということです。でも、当時の拙者にとっては、精神的に死んだような状態から単に余生に切り替わったようで、日常的にはなんの変哲もなく、デッサンに明け暮れる日々でありました。このように、実質的に特に変化もないというような状態が半年ほど続いた頃、「キリスト教精神に基づく診療所をやってくれませんか？」というあの恐るべき言葉を、当時通っていた教会の牧師からかけられたわけです。

……このまま絵を描き続けてたらダメなんやろか？

「あなたは、あなたの欲を捨て、わたしの示す地に行きなさい」

こんなフレーズが、牧師からの声かけがあって以降、ふとした時に、しばしば拙者の心に響いてくるようになっていたのでした。牧師から特にそういうふうなことは言われてはないし、聖書にもそういうのは書いてないし、なんだろな。「あなたは、あなたの生まれ故郷、あなたの父の家を出て、わたしが示す地へ行きなさい」（『新改訳聖書』創世記より）っていう聖書の言葉に似ているけれど、ちょっと違う。そもそも自分は生まれ故郷からも出てるし。自分は別にお金持ちになりたいとか、そういう社会的な欲はないし。そのほかの社会的心理的な欲についてはどうにも取り扱えないと降参して洗礼を受けたようなもんで、まだ信仰的に計られていない欲ってなんのことだろ？

ピンとこないまま、パート医師の傍ら、相も変わらずデッサン帳と画材道具を手に、自宅とデッサン室との往復に明け暮れておりましたが、気がついたのでした。

捨てるべき欲っていうのは、「絵を描き続けていたい」ってところなんじゃないか。でも、ここで絵を描くのをやめたら、絵の修行も中途半端になるし、今さら開業医やるったって、そもそも医者として中途半端だし。だいたい、こんなこと悩んでる暇があったらデッサンの一枚でも描いていたほうがいいよ。でも直感っていうのは大事にしたほうがいいんじゃない？　計算とか理論とか見えるものの先を超えていくのが直感だったりしない？

以上、自問自答を実に大真面目に、それも頭の中で画像付きで、ぐるぐるぐるぐる繰り返しておったわけでした。

が、この気づきからはほんまに正気の沙汰でないところで物事は動き、時がきたなら実現させようと思いコツコツ貯めてきたスペインへの絵画留学費用をすべて、開業資金に充ててしまったのでした。

…………あああぁ。

父さん、わたしのあのスケッチブック、どうしたでしょうね？
ええ、初夏、谷田川から露月へゆくみちで、
渓谷へ落としたあの鶯色のスケッチブックですよ。

四章　「雑談外来」本日も診療中。

「ぼくは自分を鉛筆の落ちた音のように感ずる
カチャンコロコロ……
過去がないから未来もない音だね」（谷川俊太郎『夜中に台所でぼくはきみに話しかけたかった』青土社）

満十歳のえぜる診療所

さて。
二〇〇八年に開業したえぜる診療所も、今年（二〇一八年）で満十年を迎えました。

うあぁ……とのうめきだか叫びだかのうちに勢いだけでどさくさ開業した当時は、看板もなければＨＰもない、実に隠れ家的な診療所だったわけです、が。

十年の間に看板もＨＰも整備され、さらには診療所名も外国の女性の名前や天使になっていたりしない、正確な診療所名の郵送物も届くようになりました。来院される患者さんの数も連続ゼロ更新していたところからぼちぼち増え、拙者の頭の中の動植物を含めた職員数は変わりなく大企業並みではありますが、現実的に見たところの職員数は患者さんの数に従って、こちらもぼちぼち増えてきております。

拙者の趣味でもあり日課でもあった散歩にはえぜる亀同行となっており、ちびっとだけ賑やかな診療所事情となってきております。

賑やかになってきているのは、このように人の出入りが多くなっていることが主たる要因であるかと思います。そしてその人の出入りが多くなってきているきっかけとしては、拙者の診療だけでなく、小さいながらもカウンセリング部門が立ち上がってきたことや、ムキムキのトレーナーが先導する栄養指導付きの筋力トレーニング部門が立ち上がってきたことも大きいようです。

この、心療内科分野ではまだ聞き慣れない「栄養指導付きの筋力トレーニング部門」が立ち上がった経緯としては種々の理由はありますが、平たく言うと、「身体を動かして栄養のバランスを保っていくのは、ココロにもよい」というところからです。運動のココロへの効用については諸説ありますが、いずれにしても運動によって睡眠の改善や食欲の安定が望めるという点や、悲観的思考や不安などの堂々巡りをしてしまう思考パターンに対しても、運動刺激がよい方向に働いてくれるという点があげられます。また、栄養については力の源であるので、タンパク質と脂質、糖質やビタミン、ミネラルのバランスを気をつけると、ココロも身体も喜ぶ状態になるというところであります。

基本的にはすべて患者さん向けの部門ですが、筋力トレーニング部門に関しては、仕事柄健脚を要求される営業部長もパワーアップ目的にて筋力トレーニングに参戦中であります。しかし、過酷なトレーニング後は放心状態にて、営業活動一時停止となっており。

福利厚生の一環でもあり、職員一同に筋力トレーニングを推奨しているのでありますが、営業部長や患者さん方のトレーニング後の放心状態を見て、「筋力トレーニングはちょっと……私は遠慮願います」と辞退者が続出。でも、患者さんにはこの筋力トレーニングの試みは、じんわり人気です。

そして拙者においては、どこかぼんやりした部分と過激なところとを不規則に行き来しつつ、患者さんや職員からは時に叱られつつ慰められつつ、診察自体は粛々と営まれており。

地域の薬局や福祉関係との連携も、ごくほそぼそとではありますが皆様の援助の中で構築されつつあり、全体的に見て当初の隠れ家的診療所からは少しひきこもり指数は軽減し、フツーの診療所の体裁となりつつあるのではないかと思われます。

ところで、こんな十年の間に診療所は一度移転しています。それは開業六年目、思いがけずして拙者の意識の深い部分での分水嶺ともいえる出来事となったのでした。

ここで一旦時間を遡り、診療所開業直前の頃に話を戻します。拙者、開業準備段階において、開業支援をしている会社に、開業の段取りを教えてもらえないかと打診したことがあります。まったくその段取りがわからなかったので、少しでも教えてもらいたかったのです。

ひとまず開業のための物件を決めたあとに連絡を取ったのですが、いくつかの会社に打診したところの一社から、とてもストレートな回答を突きつけられました。「物件が狭すぎるので、そこでの開業は無理だと思います。少なくとも当社では支援しかねます」と。本来であれば、支援を願うなら最初から、つまり開業適正地域と適正物件選別から一緒にしてもらうのが筋で、またそこには開業に必要な最低限の広さの目安が業界的にはあったようですが、そういうことすら拙者は知らないでいたのでした。

　このやり取りでわかるように、診療所としてのスペースは規格外の狭さなのですが、すでに賃貸契約をしたあとだったのでした。診察室や処置室など、保険医療機関としての必要最小限のスペース確保についての目安は定められており、それは保健所の資料で確認していました。なのでその資料に基づき、診察室と受付、待合室とトイレなどが最低限確保されるスペースがあればいいと文字通り取っていた拙者は、資金の関係から最低限のスペースでいける物件を借りたのでした。が、どうやら世間的には文字通りとはいかないらしい。どうやら拙者、世間が、行間が読めないらしい。

　このように、診療所としては設計しづらい物件だったのですが、拙者の数少ない友人の一人が無償で設計をしてくれ、その後、画像中心の初期HPまでを立ち上げてくれたのでした。

　そんなこんな、悲喜こもごも繰り広げられてきた小さな診療所でありますが、五年目くらいから業務に支障をきたしそうな手狭感が出てきたのでした。診療所の備品などは診療所近くの「倉庫」に置いていたのですが、その「倉庫」もついに満杯となってきたため、とうとう六年目に診療所大移動に踏み切ったのでした。

反響を呼んだブログ「生きるです」

診療所が二〇一四年五月に移転することに決まり、その引っ越し作業の煩雑さを前に、拙者は途方に暮れておりました。診療所の移転となると、事務手続き上今までの診療所を閉院し、新しい診療所を開業するという段取りが必要だとのことでした。そこにもってきて自宅の引越しも同時に行うことにしたため、複数業務の同時並行処理がもともとても苦手な拙者であるにもかかわらず、当事者でしか手続きできないことが多く、自分の手に余るのです。スタッフもそれぞれの持ち場でやることが多く、みんな著しく張り詰めた緊張感の中で通常業務と引っ越しの準備とを並行してやっておりました。

そんな張り詰めたところで遭遇したある張り詰めた出来事を、院長ブログに書いておりました。ところが、この記事を目にした編集者からの連絡をきっかけとして、今回この本ができることとなったのです。

このブログ記事の一部を紹介します。

診療所移転に関して引っ越し準備の荷造りをしないといけない、倉庫のお片づけをしないといけないという、やらなければいけないことが見えれば見えるほど、猛烈に気が散ります。

そいで、ブログをこまめに更新するのです。

俗にいう、逃避ってやつです。

開業してからたまりにたまった倉庫の荷物を片付けるのは、本当に本当に大変です。

途方に暮れております。

途方に暮れるほどまで放置したのも、ひとえに「片付け」からの「逃避」によるものです。

逃避というのは、「逃げる先があった。どっかに着地していられた」ということです。

拙者の場合は、倉庫に荷物がまだ入る状態だったということで、片付けることから逃避できていたのでした。

しかし今回は倉庫機能と診療所機能とを一体化させる移転でもあり、「お片付け」から逃げられなくなりました。

それでも往生際悪く、ブログに逃げております。

こういうふうに逃げてきたところで、「これじゃまずいだろ……」と拙者の中の本音（?）のようなものが、かすかに聞こえてきます。

で。

今回の新診療所設計移転全般を管理してくださっている建設業者さんに、この惨状を相談いたしました。

そしたらいとも簡単に、「廃棄もやってくれる倉庫引っ越し屋さんを手配しますよ」と。

すぐに倉庫引っ越し屋さんがお越しになり、問題の倉庫をみてくださいました。

「ああ。移転で必要なものだけ荷造りしてください。残ったものは全部こちらで廃棄しますから大丈夫ですよ」と。

も、もも、ものすごく気持ちが楽になりました。

人の力を借りるということが、こんなに気持ちを楽にしてくれるのかと実感したです。

そして、「自分ではお手上げ状態で、こういうふうに人に助けてもらいたかったんだ」ということにも、遅ればせながら気づかされました。

自分の気持ちに気がつくというのは難しいもんで、周りの人のほうがよくわかってくれていたりするもんです。

とある週末の夜、二十一時過ぎくらいの山手線と京浜東北線のプラットホーム。

その日は電車のトラブルなどもあったようで、山手線も京浜東北線も何度となく止まったり動いたりを繰り返しておりました。

そういう中、拙者もなんとか自宅最寄り駅に到着でき、改札に向かってプラットホームを歩いておりました。

改札に向かう拙者の視線の遠く前方、山手線の線路上にスーツ姿の男性が立っています。

その日は電車遅延などが頻繁だったので、なんらか係員の方が線路の点検か何かをしているのだと思いつつも、なんとなく、線路上という危険な所に人がいることもあり、そのままその男性を視野に入れつつプラットホームを歩いておりました。

少しすると、別のスーツ姿の男性が線路にいる男性に向かって何か叫びながら線路にかけ降りていき、線路に立っていた男性を抱えて、線路からプラットホームに上げようとしています。

現場近くにいたその他の男性らもすぐさま線路に降りて、線路に立っていた男性をプラットホームに持ち上げるのを手伝っていました。

プラットホームの上には、線路に立っていた男性を引き上げるのを手伝う方々。

「係員さーん！　早く、早く来てください！」と叫ぶ女性。

五、六秒あるかないかの、一瞬の出来事でした。

「目撃者の方、残っていてください！」と係の方に言われ、駆けつけた拙者も残っておりました。

助けた方々がすべて残っておられる状況ではない中で、状況の確認作業が続きます。

線路に立っていた男性は、プラットホームに引き上げられた直後、線路に戻っていこうと暴れるため、助けた男性らが馬乗りになって押さえ込んでいましたが、係の方が状況を整理しだした頃には、助けられた男性は仰向けになり号泣していました。

二十代後半くらいのまだ若い人です。

ほどなく車椅子が男性のもとに届き、抱えられるようにして車椅子に乗せられ、救急車で搬送されました。

ほんの数分の出来事でした。

非常ボタンが押され、騒然とした山手線、京浜東北線のプラットホームでの出来事で、このことが起こった頃到着した京浜東北線は、そのまま運転を見合わせて停まったままです。

京浜東北線の乗客の一部は「早く発車しろよ！」と怒声をあげています。

何が起こったのか知らずに、電車に乗ろうと改札を抜けてプラットホームに上がってきた人々は、プラットホームの騒然とした状態を見て、「何が起こった？」と好奇に満ちた声をあげています。

線路にいた、まだ若いスーツ姿の男性の力ない立ち姿。

そして、その後の仰向けになって号泣している姿。

本能的に体を張って助け出す人たち。

自分の不都合さ以外に関心がない、イライラした人たち。

乾いた笑いでその場を立ち去る人たち。

今、社会で体験しているすべてを、一瞬にして目の当たりにした気がしました。

死んでほしくないです。

拙者などは診療所の倉庫の片付けも一人ではできません。

でも、倉庫引っ越し屋さんが片付かないものを廃棄してくれる、と聞いて本当に楽になりました。

そんな倉庫の片付けと人生の片付けとは比較になりませんが、でも、一人で背負いきれない、片付けられない荷物は、助けてくれる人がいるとわかるだけで気持ちが楽になるということも経験しました。

声をあげてください。

最初は助けてくれようとする人が一人だけだとしても、今回のプラットホームでの出来事のように、見ている人たちの間で瞬時に連係プレーができることもあるはずです。

一緒に考えてくれようとしている人がいるはずです。

それが他人であっても、親族であってもです。

倉庫の荷物のように、単に廃棄したら帳消しになるようなものではない人生でしょう。

何かを整理してもなお、引き受けないといけない大変さはあると思います。「楽になりたい」「消えたい」が「死にたい」に直結しているのではなく、「死ぬしかない」と思い込んでしまっていること、そして何より「助けてほしい」

という思いがあるはずです。

あなたの本音に応答する人が、他人であっても、親族であってもきっといるはずです。

一人ではありません。（二〇一四年四月二十七日「ころころえぜる日記」より）

ところで、この記事にある、「倉庫」とか「倉庫機能」という記述ですが、これは実は、拙者の自宅兼アトリエとなっていた場所のことです。診療所開設時に広い物件を借りられなかったゆえに、拙者の小さな賃貸アパートが、診療所の倉庫機能も果たすこととなったのでした。とはいえ、この部屋の三分の二ほどはすでに大荷物が占めていたので、診療所の荷物を収納するにはもともと不向きだったのです。

コッコツ貯めてきた絵画留学費用をはき出し、絵を描きたい欲を捨てての開業ののちにも、どうしても捨てられなかった大荷物、それは画材道具一式でした。自分ではどうしても捨てることのできなかった、現実生活においては不要の大荷物。

常勤医から絵描き修行へと大きな方向転換を経験し、そこで自分の貪欲さに絶望し洗礼を受け、絵の欲を捨てよという信仰的視点から、今度は開業医となって多くを捨ててきたつもりでした。それでも、書きためてきたデッサンなどの描画類と画材道具とは捨てられず、すべてそのまま取ってあったのでした。またいつか絵を描ける時がくるのではないか、いつかまた、いつかまた、神様が絵を描く機会を与えてくれるのではないか、そう思って六年。一度たりともその時は訪れず。

その間、大荷物の横に診療所の備品を詰め込み続け、とうとう床から天井まで荷物は積み上がり、六年のうちに身動きが取れない状態になってきていたのでした。何度となく、一切の画材を捨てようと夏休みなどの長期休暇にチャレンジするのですが、読書やブログ更新などの逃避行動に走ってしまい、毎回挫折。どうしても、自分では自分の思いを整理できないのです。でも、現実的には整理するしかないのです。そういうところから、廃棄業者さんにお願いしたのでした。

移転先の新診療所への荷物を先に送り出し、谷田川近くの自宅兼アトリエ兼診療所倉庫から、新しい住まいとなる露月町近くのアパートに持って出たものは、十年近く現役で頑張っていた冷蔵庫と数冊の本と数枚のＣＤ、春から初夏にかけての簡単な洋服数枚だけ。自分の思いは、自分の過去は、二トンロングトラックに詰め込んで廃棄して終わり。

カチャンコロコロ……。

過去がないから、渓谷へ落としたから。

引っ越しがすべて完了した夜、ガランとした部屋で放心したようにへたり込む自分を、とても小さく感じました。寄る辺なく感じました。帰るところがありません。行くところしかありません。でも先がどうなっているのかわかりません。心細いです。

もう、なんの言葉も響いてきません。

筋力トレーニング・オールアウトによる筋肉の破壊と修復

診療所と自宅の引越しが完了した後もそのまま、拙者の心は心細さにちんまり縮こまっていて、ぷるぷる震えておりました。職場も自宅も同時引越しとなったためどちらの環境にも慣れず、自分の居場所がなくなった感じがしておりました。どこにいてもくつろげない緊張感から、日増しに心身の疲れが強くなってきます。移転後半年ほど経った頃には、身体の関節のあちこちが痛みきしみだしてきており、これはなんとかしなければと思い、自宅近くを散策していて見つけた、ムキムキのお兄さん方の、「ぅおおおっ！」とかの気合の声がとどろくトレーニングジムに入会したのでした。

別にそういうのが好きだったわけじゃないんです、拙者。ほんまに普通の、ごく普通のフィットネスジムを探していたんです。でも、そういうマニアックなところしか、自宅近くにはなかったんです。なので、ここにきてさらに心ぷるぷる震えつつ後ずさりしつつの入会となりました。

そのトレーニングジムはパーソナルトレーニング専門ということで、拙者にもムキムキのトレーナーがつくことになり、毎回重い足と後ろ向きの心を引きずりつつジムに通うこととなったのでした。なぜそんなに抵抗感が強かったのかというと、ひとえにとんでもなく予想をはるかに超えて、トレーニングがきつかったからです。もともと社会人になってから運動らしい運動はしてきておらず、運動の習慣がないところで、ダンベルだとかバーベルだとかの負荷をかけつつ筋力をつけていこうとするわけです。

ただ、本質的なところでのきつさの問題は、そもそも筋力トレーニングにおける考え方にあるのでした。筋力トレーニングでは、「もうこれ以上、筋肉が動きません」「もう余力はゼロです」というオールアウトといわれる状態まで追い詰めていくことが求められます。こうすると、「今までの体では対応できません。対応できるように体を変化させないといけません」となり、筋肉は変化を要求されることになるのです。その結果、筋破壊・筋量減少・修復を通し、結果的に筋力・筋量をアップさせていける、ということのようなのです。コンディショニング的なトレーニングであればもう少し違ったのですが、筋トレの王道をひた走るムキムキのトレーナーによって、拙者は毎回毎回、「これ以上できません。降参であります」というところまで追い詰められておりました。

砕かれる

ところで、聖書には、「砕かれた（心や霊）」という言い回しがあります。これは日常的な場面でも「心砕かれる思い」など耳なじみがある表現でもあり、それはたとえば、大きな悲しみか衝撃のゆえに、心が徹底的に意気消沈してしまった状態、というイメージでしょうか。

ここでその悲しみや衝撃は、信仰的な視点から見ていくと、自分自身の罪に対しての神の取り扱いというかたちで捉えられるわけです。もちろん罪とは関係なく、環境的な要因で試練や困難を体験しますが、いずれにしても原型をとどめないほどに心を粉々に砕かれたとき、心からの悔い改めをし、徹底的にへりくだらされることがあります。それが「心砕かれた」状態で、聖書の神はそのような心砕かれてへりくだった人と共に住む、と聖書にはあります。

ところでこれ、筋力トレーニングの手法に似ているんです。トレーナーである神が、鍛えようとする人の心を徹底的に追い詰めていき、心を砕く。「もう、自分の力ではできません、降参です」というところまで追い詰めて、その人の心が変化せざるを得ない状態にもっていく。破壊と修復を繰り返し、信仰面において筋力や筋量がアップするというイメージにつながるのは、悔い改めとへりくだり、愛する力のことなのかもしれません。

こういうふうに捉えていくと、痛みが痛みで終わらなくなります。「あなたは私のために、嘆きを踊りに変えてくださいました」（『新改訳聖書』詩篇より）と詩篇作者はうたいます。拙者の場合、「あなたは私のために、嘆きを筋力トレーニングに変えてくださいました」と言っても、およそ意味が通らないものです。が、筋力トレーニングの原理を通し理解できたのでした。自分の心の醜い部分に直面させられ降参し、自分にとっての大切な思いからからも引き剝がされ、心震え心砕かれたときの嘆きも、神によるトレーニングの過程であり、その嘆きが踊りに変わるはず、いや、すでに心はぷるぷる踊っていたのかもしらん、と。

ココロ喜ぶ「雑談外来」

診療所移転後も、ボソボソと診療も聖書勉強会も筋力トレーニングも続けておりましたところ。

一対一の精神療法からイエスを中心にした集団精神療法的な方向を行き来する患者さんと拙者でありますが、ある時、「自分は診療所に何しに来てるんだろうな。

何を話したくて来てるんだろうな。ふだん職場とかでは、ここで話すような話はまずしてきていないんだよね。価値観にまつわる話なんかもそうだけど、なんだろう。世間話でもないし。自分にとっては何かわからないけど必要だと思うんだけど、ここは医療機関だし、症状のことを話すのが目的ですよね」との話が出ました。まあ、確かに。医療機関である以上、症状に対して焦点は絞られてくるのが前提であります。

とはいえ、ココロというのは疼いたり震えたり、弾んだり踊ったりへこんだり、あれこれ忙しい。そしてココロのとても近いところに神様への渇望があるのではないかなと思うです。

人と関わるというのは、肉体や精神だけでなく、霊的なものも含めて関わる、ということなんだろうなと思うのです。多岐にわたるというか、雑多であるというか。そもそも自分が雑多とか雑種とかでありますし。

……雑種か、自分。そうそう、自分は純粋種になりたがってたんだな、本来的には。血統的にも一族代々何々の専門家で、とかそういう純粋な一本道に行きたかったんだけど、それがどう流れ流れてかここに到着してて。強いて言えば「純粋な雑種」とでもいうか。文化にも「雑種文化」という絶妙な名前があるし、何かこの対話にも名前があったほうがいいのか。

そこで、「じゃあ、『雑談外来』っていうふうに思ったらどうでしょ？」と提案したのが雑談外来の始まりでした。

一章のところでも少し触れましたが、雑談は病状が不安定なときにはできないことが多く、非常に警戒心が強いときにも柔らかい雑談はできません。なので、ゆるゆるした雑談ができるというのは、ある程度病状的にも安定し、気持ちの上で余裕ができて、信頼関係が築けたところから生じるものだったりします。そして、この平たい話題の中に時折、響きの違う言い方を受け取ります。これは、「その言い方というのは、その言葉を口にする人がどういう場所から、どれほどの深みから語っているかによるのであって、その場合意志はなんの力も及ぼすことがない」（シモーヌ・ヴェイユ『重力と恩寵』筑摩書房）というところだと思うです。

そして、この響きの違いの出所を、患者さん自らがたどっていくようになることがあります。激しいものだったり、軽蔑的なものであったり、静かなものであったり。

拙者にはいまだ、対話する方々の種々の響きを味わうというほどの余裕はありませぬが、それでもそれらが何らか拙者の中に共鳴し、出てきたのが二部の文章なのかもしれません。

ということで、引き続き二部での雑談もゆるゆるとお楽しみいただければ、と思うです。

ちなみに、雑談外来は診療所でもやっていますが、こういう本や文章で皆様のところに往診しております。

お気軽に予約をお取りくださいまし。一生懸命雑談しております。

二部

ひきこもり院長のつれづれ日記

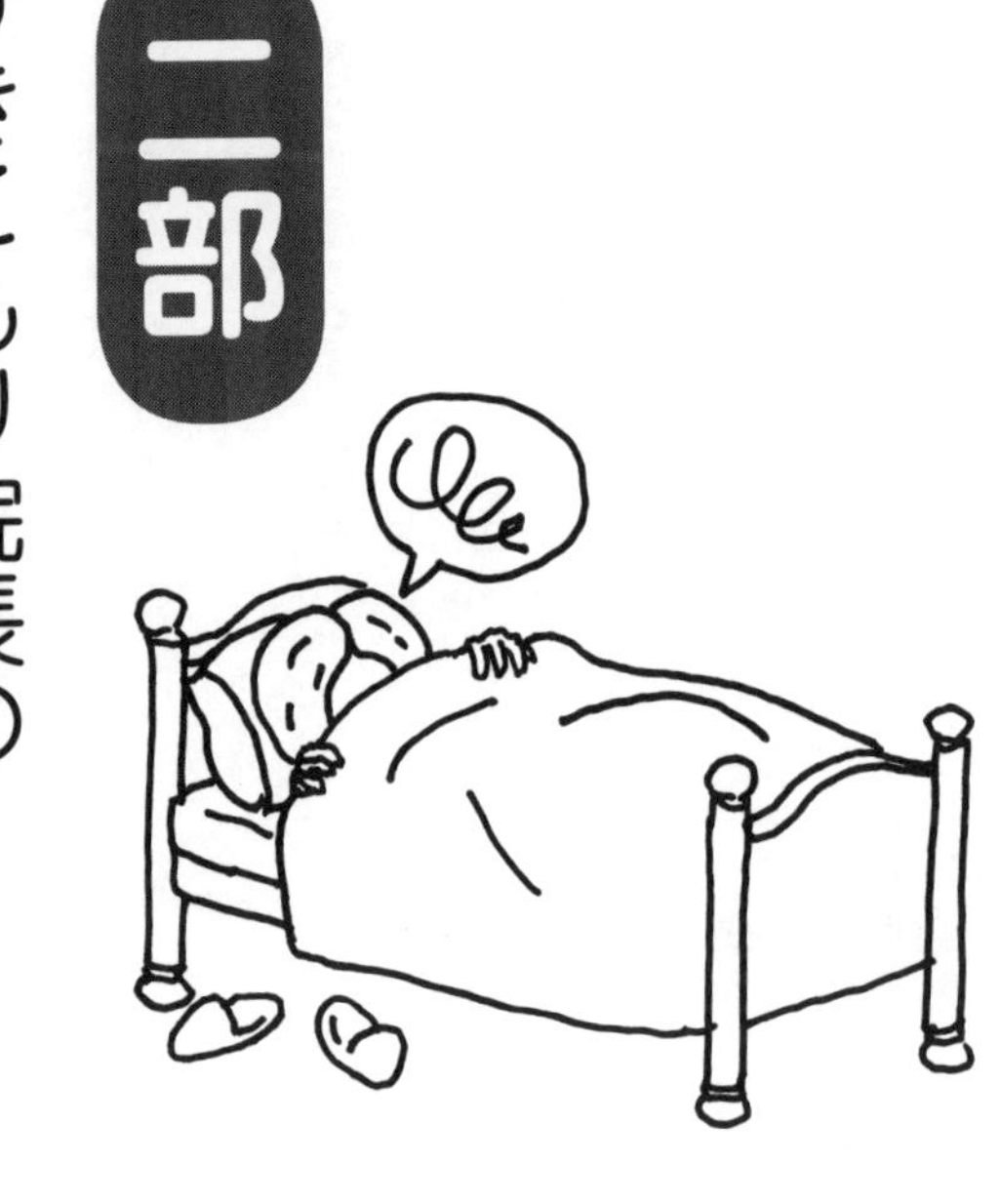

それぞれの歴史

「夏浅き隣はなにをする人ぞ」

ども。

駒込えぜる診療所の院長です。

さっそく世間話など。世間ゆうても、診療所と自宅を結ぶ半径数キロ内のごく狭い範囲が拙者の世間ということになりますか。

診療所には動植物さまざまなスタッフがおり、亀だとか多肉植物だとかのスタッフだけでなく、もちろん人間のスタッフもおります。

そして、小規模診療所にもかかわらずさまざまな部署が設置されており、各部署には部長と部員が配置されております。何の役に立つのかわからんえぜる亀も、ひっそりのっそり各部活動に首を伸ばしているようです。

そんな中、診療所内で大まじめに活動してるのが消防部であります。消防部は主に消防点検や消防訓練を担っており、診療所に新人職員が入ってくるとすぐさま消防部が出動、消防訓練を行います。消火器の使い方、避難誘導や避難はしごの使い方の指導をした後、万一の際に「火事だ〜」などと叫べるよう、大声を出す訓練を日々の仕事の中で身につけさせております。

「声は大きくはっきりと」というのをモットーに、受付業務を覚えているただ中の新人スタッフに対しても、「患者さんへの挨拶の声がまだまだ小さい！　お腹から声を出す！」とかの発声指導が入ったりし。

業務終了後も、消防部長と部員らは連れ立って診療所界隈をパトロールすべくさまざまな店に顔を出しており、拙者が帰宅の途につくべくえぜる亀を肩に乗せて道を歩いていると、「いんちょ〜」と、それこそ腹から出ている大きな声で、食べ物屋の玄関先から呼び止められます。

道行く人はじろじろ見つつ、拙者はたじろぎつつ、声の先を確認。ピザ屋の玄関先で顔を出している消防部に手招きされしばし滞在してみれば、豪快に笑いつつ勢いよく語る消防部長と、その勢いに「火に油を注ぐ」がごとき突っ込みを入れる消防部員。君たちは火を消すのが仕事ではなかったのか。

沈黙したままピザに体を乗り出すえぜる亀。さまざまなたたずまいと語りに触れつつ、日は暮れにけり。

日は明けて、患者さん方のたたずまいと語りもさまざまなり。表現力豊かな語りの方々と、文章にまとめてこられる方々と、沈黙しがちな方々と。

患者さん方の語りにおいては、まさに立て板に水とはこのことぞ、テレビのアナウンサーのごとく流暢(りゅうちょう)に話す方、新規プロジェクトのプレゼンテーションさながら、パソコン持参でパワーポイントによる病状説明に入る方、はたまた落語仕立てで一席弁ずる方もおり、診察室がテレビ局になったり、国際会議室になったり、寄席になったりします。

また、文章にしてこられる方々においては、質問事項などを細々書き込んだメモ帳持参の方、会議資料として通用しそうな整然とした書類にする方、タブレット端末に簡潔にまとめる方、人に読まれることを前提とした日記として清書する方、かわいらしい便せんのお手紙にする方、自己分析を数十枚にもわたる論文としてまとめる方、などなど。いずれの表現も、限られた診察時間の中で、できるだけ納得のいくかたちで症状や思いを伝えようとする、誠実な試みであります。

一方、ごく少数ではありますが、沈黙しがちな方々もおられます。問えば最小限の答えが返ってくるだけの状態です。言葉の手前で、何かを探しているような、待っているような。言葉の背後で、何かを失ったような。

「人にはそれぞれその人だけの歴史があります。異なった才能、異なった気質を与えられ、異なった人に出会い、異なった経験をつみ、その人だけの歴史を生きています。もちろん、共通の点も多くありますし、それを大切にせねばなりません。

ことさら奇をてらうことは慎まねばなりません。しかしそれでも、納得のゆくものを誠実に求めて生きるならば、それぞれの歴史から自ずからなる違いが出てくるでありましょう。個性とは、この自ずからなる違いであります。それは誇示するものでなく、誠実に負わねばならぬ重荷であります」（藤木正三『灰色の断想』しののめ出版）

「院長、事件発生！　事件発生！」と、歩いても走っても時間は変わらんはずの、そう長くはない廊下をダッシュで走ってくる消防部員。「廊下ハシルベカラズ」の貼り紙が目に入らぬか。

「何があったですか？」

「院長、大変です。消防部長より声の大きい患者さんがいまして、消防部長とその患者さんとが受付で世間話をしているため、電話先の声がかき消されてしまい、受付業務に支障を来して(きた)います」

「それぞれの歴史から自ずからなる違い」を前にして、貼り紙はより大きな文字で作成し直し、外線電話を静かなところで受けられるべくコードレスフォンを導入し。

而して、診療所は粛々と運営されており。

借りは返さねばならぬのか

「あなたには、何か、人からもらわなかったものがあるのですか」

（『聖書　新改訳２０１７』コリント人への手紙第一より）

ども。

駒込えぜる診療所の院長です。

さてさて、それまでの「働くひきこもり」生活から、こんなふうにエッセイなどを書かせていただくかたちで世間に出てきてみて、「自分には、人様から、ひいては神様から、もらったものでないものはほんま、なんもあらへんな」と、改めてしみじみ思うです。

パッチワークのように、知識やら常識やらを見よう見まねでつぎはぎしてここまでたどり着き、経年変化で失っていく数々のものを、「いただいたものをお返しする」というふうに思考転換できるということも、信仰の先輩方に教えてもらった知恵の一つです。

知識や知恵だけでなく、現実的には自宅も診療所も賃貸、本も多くは図書館で借りており、「この世での生活というのは、ほんまに借りたもので成り立たせてもらっているんやな」と、今では安心して思えるようになってきたです。

その昔、拙者がまだ大学生の頃。

初めて親元を離れての一人暮らし。すべてが初めてづくしで楽しい反面、心底心細く日々緊張しておりました。

もともとの気質と環境要素も相まって、拙者は「通学するひきこもり」となり、一見社交的なのですが、それは表面的なレベルにとどまり、人との関係性を築くのに今以上に困難を覚えておりました。

人との関わりに、理由はわからぬまま、ただすごく疲れていたのです。

そんなある日のこと。

人から何かをしてもらうと、「ありがとうございます」より「すみません」で返す癖を、海外の方に指摘されたのでした。

「マリコさん、ナゼあなたはココで『スミマセン』と謝るデスカ?」

指摘された直後は、「日本語で感謝の気持ちを表すのに、『ありがとう』だけじゃなくて、『こんなにしていただいたにもかかわらず、お返しできなくてすみません』ってかたちもあるよな」と思う程度で、今ひとつピンときませんでした。

しかし、それからしばらくたって、「そうか。自分は人から何かをしていただくと負債を抱えたように感じてしまうのだ。それで疲れていたのだっ!」と、驚がくの念をもって気づかされたのでした。

他人に何かをしていただくと、「借りができぬるなり。失礼なきよう直ちにお返しせねばならぬ」とばかりに、いちいち身構えるのです。そうなってくると、人と関わると「していただくこと〈借り〉」が増えてしまい、数え上げるとそれはもう返済不能なレベルにまで達してくるのです。このように、人の好意に自分が勝手にもつれてしまい、へとへとになっていたのでした。

とはいえ、こういう気づきが得られたからといって、自分の考え方や態度をどう修正していけばいいのかわからないままでいたところ。

当時、大学の同級生の中には一回りほど、歳の離れた社会経験豊富な方々が複数おりました。その中のお一人に、今となっては具体的なことは思い出せないのですが、拙者は何らかお世話になったのでした。

それですかさず、「お世話かけてすみません。いいえ、お世話になりありがとうございました。このことについてはぜひ、お礼をしたいです」とお伝えしたところ、その方はこう言われたのです。

「私にお礼などしなくてけっこうですよ。あなたが私の行為を好意として受け取ってくれたことで、十分です。ただ、どうしてもお礼をしたいと思う気持ちが収まらないなら、あなたがそういうふうに感じたこと、やってもらってうれしかったことを、別の人にしてあげてください」

この言葉は、衝撃的でした。

拙者は、何かようやく解放された気持ちになりました。

借りたままでいい、ただ感謝して受け取っていればいい、お礼がしたいなら、その感謝の気持ちは別の人に贈ればいい。

人との関係性を築くことが、消耗から豊潤に転換された、忘れがたいエピソードです。

「こうして、イエスは原罪から人々を解放した。神に対して、アダムとイブが最初に犯した罪を償い、人間を『悪』と『死』から救った。自らの身を贈り物として捧げることによって、『罪の赦し』を得たのである。そうして、それを人々に与えた。『この罪はもう償わなくてもよい』と言って……。これは『愛』である。だから、人々はこの『愛』に応えなくてはならない。イエスはあらゆる《借り》から人々を解放したが、ただ「愛」という《借り》だけは、人々に残した。それゆえ、人々は愛しあうようになる。『愛の不思議』によって、『愛』を受けたら、返したくなるからだ。ここにこそ、真の豊かさがある。《等価交換》の目に見える経済ではわからない豊かさが……。私たちはこの豊かさを大切にしなければならない」（ナタリー・サルトゥー＝ラジュ『借りの哲学』太田出版）

平和の門

「汝、平和を欲すれば平和を準備せよ」〈横田喜三郎の言葉〉

（樋口陽一『加藤周一と丸山眞男』平凡社）

ども。

駒込えぜる診療所の院長です。

拙者の住まい近くには最寄り駅と隣駅をつなぐ遊歩道があります。その遊歩道にはいろいろな樹木が植わっていて、拙者はそれらの木々に「おはよう」「行ってきます」など声をかけつつ出勤しております。

その中で、一本のヤマモモの木に声をかけ終わると、「ここからが門の外だな」という感じになるのです。遊歩道のその先にもほかの樹木はわんさといるですが、なぜだかその一本のヤマモモの木が、拙者にとっては内と外を分ける境になってきました。

大学生の頃は、小貝川という一級河川が拙者にとっては「門」であり、九州に帰省する際には、関門トンネルが「門」でありました。これらの「門」の内側に入っていくと、「ああ、ようやく帰ってきた」と安堵できるです。

拙者にとって内と外とを隔てる「門」と認識しておる遊歩道のヤマモモの木は、梅雨の時期にたくさんの実をつけます。自分の背丈で取れる範囲であれば、手を伸ばしてちびっとつまんだりします。

そういうことをしていると小さい頃、やっぱり梅雨の時期に裏庭のユスラウメの実を雨の中、どさっと取ってくれていた父のことを思い出します。その後、実家は転居しユスラウメはなくなりましたが、今でもユスラウメは拙者にとって、温かく懐かしい〝記憶の門〟であります。

「汝、平和を欲すれば戦争の準備をせよ」という世の流れに抗して、国際法学者が冒頭文を説いたのは、一九三三年のこと。

「その二年前の柳条湖事件を理由とする日本軍の軍事行動を『自衛』の名で呼ぶことはできない、と公に主張した国際法学者」（樋口陽一『加藤周一と丸山眞男』平凡社）である横田喜三郎の視点は、現在の日本の政治の流れに対してであるかのようです。

拙者が生まれてこのかた、日本が戦場となったり焼土と化したりした事態には、幸い今のところは遭遇していません。

ただ、生まれた時から平和があったというのが当たり前ではなく、先人たちの苦闘の上に平和がつくられ、守られてきたということを、最近の日本における政治の議論の中で実感を強くもつようになりました。

そこからまた、次の世代への遺産として平和を残していく、平和を維持していけるものを守っていく責務が拙者たちにはあるのではないか、と思うようになっているです。

平和を維持していけるもので守るべきもの、後世への遺産として通用するものって何だろう。

いろいろなことが平和維持に貢献していると思うですが、改めて考えていくと、拙者にとっての「平和の門」というものが、むくむくと記憶の中から立ち上ってきます。

幼少期に意識した「平和の門」があり、今でもこの「門」の内側に入ると安心できる。そういうものの存在に行き当たるです。

拙者が小学生の頃（一九七〇年代）は、自衛隊は違憲であるかないか、という議論が今以上に盛んだった時代と記憶しておるです。この議論は主に憲法、特に九条をめぐるものであり、この部分から平和について考えてきたという個人的体験からすると、拙者にとっての「平和の門」というのは、まさに日本国憲法、特に憲法第九条なのです。

また、同じくらいの時期に三権分立、立憲主義というものを学んだときの感動もいまだに覚えておるです。

立憲主義が「政府の統治を憲法に基づき行う原理」であるなら、政府の都合のいいような憲法解釈により、「国民の自由を守るために国家の権力に制約をかけること」ができなくなる事態に陥ることのないように、拙者らは目を覚まして、事態によっては勇気ある行動を起こす必要があるのではないかと思ったりするです。

現在の日本国憲法、立憲主義というものがいつの間にか、〝懐かしい平和の記憶の門〟としてしか存在しない、名在って実無きものとならないようにしないといかん、と最近つくづく思うようになってきています。

「世の中が悪い方向に変わりつつあるという『絶望』も深く感じていたが、それ以上に、望ましい方向にも変り得るという『希望』を信じ『希望』に賭けていた。加藤は見事なまでに『希望』を捨てなかった。『希望』を捨てないかぎり『敗北』はない」（鷲巣力『加藤周一を読む』岩波書店）

そうなのです。

聖書には、いつまでも残るものは信仰と希望と愛だと書いてあるです。神の子としてくださる御霊(みたま)を受けたからには、「希望」にかけ、平和を守り続け、つくり続けたいと願う次第であります。

「平和をつくる者は幸いです。その人たちは神の子どもと呼ばれるからです」（『聖書 新改訳２０１７』マタイの福音書より）

めんどうもまたうれし

「敬意とは、『めんどうなことをしなさい』である」

（パスカル『パンセ』中央公論新社）

ども。

駒込えぜる診療所の院長です。

冒頭、「めんどうなことをしなさい」とのことですが、みなさんはめんどうなことをしておりますか。

拙者の生活圏内には電池式、電波式、手巻き、自動巻きなど複数の種類の時計が散在しておりますが、正確な時間を刻む時計はほとんどありません。

通常電波式時計は正確だと思うのですが、これも時々妙な年号と時間になっていたりして、勝手にタイムスリップしております。

「昭和二十九年国鉄」の刻印が入った懐中時計などは、毎日律儀に手巻きしても一日に四分程度遅れます。使い続けるうちに毎日時間を合わせるのがめんどうになってきたので、週の初めに三十分程度まとめて進めておくようになりました。正確に遅れていれば、週の終わりに正確な時間になっている予定です。

で、この懐中時計は先日オーバーホールに出し、動きは快調で今のところ遅れは正確につき、「今日は週の半ばだから、この懐中時計は本来の時間より大体十六分くらい進んでいる予定」など自分で逆算しつつ、行動を起こします。

壁に掛かっている電池式時計は年間に二分程度遅れているようですが、これは誤差範囲内なので、電池替えのときに時間を合わせるとして、何となくの時間がわかる程度でよしとし。

自動巻腕時計に至っては、ほとんど腕時計をしないのですぐに動かなくなり、腕時計をするたびに時刻と日付合わせが必要になります。

それぞれの時計にそれぞれのリズムがあり、いちいち自分の中で「これらの時計がこれらの時刻ということは、総合的に判断して、本来的には大体七分世の中より先を進んでいるに違いない」など、実にめんどうな計算を日々やっているです。こうして、拙者、ねじれよじれこじれた時間を生きておる次第。

読者の方々からは「また、何無駄なことしてんねん」と、どつかれそうですが、まあ。

拙者にとっては、「与えられた時間」というのを拙者なりの味わいをもって受け取りたく、めんどうもまたうれしかったりするです。時を与えられた方への「敬意」も、ここでふつふつと生まれておるのでは、と信仰的に合理化し。

さて、拙者が精神科医になって五年目くらいの、精神科病院勤務をしておった頃のこと。

担当していた入院患者さんの見舞い客が拙者との面談希望とのことで、ひょっこりお会いいたしました。

初対面につき、互いの自己紹介などをしていたですが、その見舞い客は患者さんの三十年来の主治医であり、患者さんを入院治療目的で紹介された精神科医でした。びっくりしました。

そもそも、外来主治医が受け持ち患者の見舞いに来られたのは初めてでしたし、もっとびっくりしたのは、その精神科医が自宅でむいてきたとおぼしきリンゴやら何やらをタッパーにどっさり詰め込み、患者さんに差し入れしておったところです。

家族からの差し入れならまだしも、家族以外の方の差し入れはもっと手軽なかたちで、市販の菓子などがほとんどでした。

なので、その精神科医の差し入れはとても意外な光景として、拙者の目に焼きついたのでした。

「三十年来の医師患者関係ともなると、家族という感じなのかしらん」など、医師としての経験が浅い拙者なりの想像を巡らしておりました。

その精神科医は芸術療法の分野でも著名な方であり、精神科臨床だけでなく大学の教授をなさっていたりと多忙であるにもかかわらず、面会はいつも穏やかな雰囲気でした。

その患者さんの入院は長期化し、しかし年月を経ても変わらず、タッパーに何だかんだ詰め込んで差し入れる精神科医の姿に、じわり拙者の中で何か動かされるものがあったところ。

「あの先生はクリスチャンなんですよ」と、患者さんがおっしゃいます。

「へえ。クリスチャンってのは、めんどうなことを何やうれしそうにやるんやな」と、まだ信仰をもってなかった拙者は、何となく不思議に思うにとどまっており。

あの柔和で謙遜な精神科医のたたずまいを、そののち拙者が精神科医として歩んでいく道しるべとして与えてくださったのではなかったか、と感謝の念をもって思い巡らすに至るまでには、それなりの長い道のりと年月が必要なのでした。

そしてこの流れた年月もまた、ねじれつつよじれつつこじれつつ、拙者にとっては味わい深い時間なのでした。

「敬意とは、『めんどうなことをしなさい』である。それは、一見むなしいようだが、きわめて正しいのである」(同書)

第三の選択肢

「先生、この女は姦淫(かんいん)の現場で捕らえられました。モーセは律法の中で、こういう女を石打ちにするよう私たちに命じています。あなたは何と言われますか」

（『聖書　新改訳２０１７』ヨハネの福音書より）

ども。

駒込えぜる診療所の院長です。

とある日の朝のこと。出勤していつものように郵便受けを確認すると、仕事関係の封書の中に見慣れない封筒が一つ。差出人は「患者より」となっている拙者宛の手紙。匿名の手紙など受け取ったことはなく、なんとなく嫌な予感。

恐る恐る開けてみると、やっぱり……。

「芳賀先生は頭おかしい。変だ」といった、拙者個人に対して激しくつっかかってくるようなメモがパラリ、一枚無造作に入っており。

どなたかわからぬが、診察の中で嫌な思いをさせられたとおぼしきなぐり書き。

「診療を振り返ってみても、そんなに怒っている患者さんは最近いなかったよな」「でも、その場で直接怒れなかったから、こうやって手紙にしたんだよな」「悪いことしたな」「でも何言ったんだろ。わかんないよ」など、朝からあてどなくしょんぼり振り返ります。

しばらくそのメモをしょんぼり眺めていると、この患者さんの「どうにもやるせない思い」のようなものが浮かび上がってきます。

「自分でもどうしようもないのに、何だよ、この野郎～」というような叫び。……何か拙者、わかったようなことを言ったんだろうな。

それから半年ほどたった頃。今度は差出人が、「姉妹より」という拙者宛の封筒が、診療では見慣れぬ地域の消印付きで、仕事関係の封書の中に一通混じっており。またもや匿名。

「今度は読者からのお叱りか……」「もしかしたら、『百万人の福音』を読んだ方に、何かしら不快な表現と受け取られたのかな」と、開封する前からしょんぼり。開封するかどうか迷いつつも、恐る恐る開けてみると。

「『百万人の福音』を自宅で読んで一人で大笑い」「ひきこもり院長に神様からの祝福がいっぱいありますように」という、予想外の温かい内容。

こういうふうに祈られてましたか、拙者は。何だか、朝からほくほくと音をたてて、心が動き出すようです。

それからまた半年ほどたった、とある日の朝。出勤して郵便受けを確認すると、差出人が「患者より」となっている診療所宛の手紙。宛先は拙者個人から診療所に変わっているものの、おそらくは一年前と同じ方による匿名の手紙。嫌な予感。

朝一番で開封して読むと、一日の気分に影響が出るかもしれないからどうしよう。

いっそ開封しないでおこうか、でも、診療所にとって示唆に富む意見が書かれてるのかもしれないし。など、しばらく行きつ戻りつ迷いつつ、恐る恐る開封。「やりすぎた、いきすぎた内容の手紙を送ってすみませんでした。ごめんなさい」と書かれたメモ用紙が一枚。――え？　どういうこと？

この方は一年の間、「えぜるの院長なんかでぇっ嫌いだ。転院だ！」という気持ちと、「医者を変えると、また一から病状を説明すんのはめんどうだし、やっぱ転院はやめとくか」という気持ちの間で、どちらも選びきれないまま通院したのかもしれません。

通院ごとに何かを思い、何かを抱え、でも、そのまま宙ぶらりんのままでいるという、ものすごくエネルギーのいる作業の中でやがて、いずれの選択肢でもない道を見いだしたのでしょう。

この二者択一を超えた方向は、冒頭引用部分に対するイエスの応答の方向性を思い出すようです。

「あなたがたの中で罪のない者が、まずこの人に石を投げなさい」（同書）

律法学者やパリサイ人のイエスを陥れようとする悪意ある問いかけに、イエスが「この女を赦してやりなさい」と答えるなら、モーセの律法に反することになる。一方、「モーセの律法にあるとおり、この女を石打ちにしなさい」とイエスが答えるなら、イエスがそれまで語ってきた教えが偽りになり、また当時の統治状況において、ローマ政府の権威を侵害することになる。いずれを選んでもイエスは窮地に立たされる。

そういう中で、いずれでもない第三の選択肢、恵みによる回答がなされる。

「わたしもあなたを罪に定めない」（『新改訳聖書』ヨハネの福音書より）

目の前の現実をたどってみれば、まず先に謝るべき拙者が、謝る前にすでに相手から赦してもらえていたこと、もはや罪に定められていないことがわかります。

ここにも恵みによる回答が用意されていたんだ。どなたかわからぬままの、匿名の患者さんの手紙を手に、拙者は震えるような思いがいたしました。

せきをしても痛い

「ある種の精神の傷は、一定のポイントを越えてしまえば、人間にとって治癒不能なものになる。それはもはや傷として完結するしかないのだ」

（マイケル・ギルモア『心臓を貫かれて』村上春樹訳　文藝春秋／訳者あとがきより）

いてて。

駒込えぜる診療所の院長です。

近年、肩こりやら背中の硬さやら足の痛みやらがきつくなってきているため、やむをえず始めた筋力トレーニングも、振り返ってみれば一年を過ぎ。

拙者の肩こりに何がしか関与するとおぼしき、いちいち拙者の肩に乗って行動を共にするえぜる亀も、トレーニングルームのすみっこで皆様のじゃまにならぬよう踏まれぬよう固まりつつ、小さく腹筋をしており。

一時間弱の筋肉ムキムキのトレーナーによるいつもの過酷なトレーニングの後、ちょいと喉がイガイガするのでとっさにせきをしたところ、いてぇ～！　いててて。

せき一つするのに大胸筋や腹筋などといった、ちょうど鍛えた筋肉にものすごく響いており、半端ない筋肉痛を呼び覚まします。

この痛みを避けるべく、せきをするのに工夫しておる中で、とあるエピソードを思い出し。

拙者が医者になりたての頃、せき一つするのに痛みを伴っていた、自己免疫疾患の難病に冒された方を受け持っていた時のこと。

その方の体の診察をするのに自分としてはごく普通に触診したつもりだったので

すが、「痛い!」「先生の触り方は強くて痛いです」と悲痛な声をあげられたのでした。

このことは、自分の気がつかないところで自分のやり方がそして存在が、時として相手に暴力的なかたちで受け止められることを意識した出来事でした。

それからのその方の触診においては、その痛みを手がかりに、静かに体に触れつつ聞き耳をたてるようにして進めていったのでした。

さて。

拙者は数か月に一度くらいの割で、完全なひきこもり状態を計画します、というかそういう状態になります。

どういうことかというと。

まずは拙者用には数日分の食料を、えぜる亀には好物のじゃがりこを多めに買い込み、準備完了。

それから誰とも話さず外出もせず、ただ部屋の中にひきこもっているだけの状態を数日続けます。つまり、人との接触や対話を断ちます。

この状態は計画的にやることもあるのですが、結果としてそうなってしまうということもあります。

そういう状態になってしまうのは、おおむね人との接触に疲れているときに起こりやすいです。

もう少し正確に言うと、単に人との接触に疲れているというだけではなく、特に診療の中で暴力的なものにさらされた方の治療に当たるとき、もしくはこちらが暴力的なものにさらされたとき、にこういう状態になります。

そういうときは、冒頭引用の「ある種の精神の傷は、一定のポイントを越えてしまえば、人間にとって治癒不能なものになる。それはもはや傷として完結するしかないのだ」という事実を受け入れた上で、「新たな世界観をスタートさせることによって、もうひとつ上の次元の救済の可能性を追求していくことができるのではないか」（同書）という認識に共振しており。

こうなると拙者は、人間の存在そのものや思いの中に潜む暴力性に対して、静かに触れつつ聞き耳を立てる時が必要となってくるようです。

体の痛みを手がかりにして、せきや触診の工夫をするのと同じように、心の痛み（例えば嫌悪感、内的な平和や喜びが壊されると感じること）を手がかりとして、自分の心の現在地確認や軌道修正を行うべく、以下の引用文にも共振しつつ、完全なるひきこもり状態を継続するなり。

「ある特定の行為をするとか決断を下すさいに、きわめて極度の嫌悪感、内的な平和・喜びが壊されているなどの感覚を覚えるなら、それは神から来たものではない。わたしたちを促す『義務感』とか、神のみ旨について理解を深めるべくよく調べ、祈る必要がある。（中略）わたしたちの生活状態が原因で、いつも悲しみに閉ざされ、不安にさいなまれるのであれば、そうした状態を神のみ旨だと見なしたり、その状態を神聖視したりすべきではない。そうした流れに身を任せるべきではない。むしろ、神がわたしたちに与えようと望まれる平和と喜びを、なにが阻止しようとしているのかをつきとめられるよう、祈るべきである。おそらく神は根本的な生き方、つまり生路を変更するように、あるいは今の生活の在り方を変えるように、呼びかけているのかもしれない」（ジェラード・W・ヒューズ『意表をつく神』女子パウロ会）

苦しみが干からびる愛

「中途半端だと愚痴が出る。いい加減だと言い訳が出る。真剣にやれば知恵が出る」（作者不詳）

ども。

駒込えぜる診療所の院長です。

冒頭の言葉はプロ野球界伝説の名監督・故川上哲治氏の名言だとも言われていますが、特定できないところもあるため作者不詳といたしました。

この名言は、院長ブログで東日本大震災から一か月程たった時期に取り上げたのですが、年月を経ても院長ブログ内検索上位に位置するキーワードとなっております。

自分を振り返ってみても、中途半端だったりやる気がなかったりと、集中力がない状態のときには確かに愚痴が出やすく、ふて寝しております。

しかし、ごろごろしていると、聖書の「惰眠を貪る者は　ぼろをまとうようになる」(『聖書　新改訳2017』箴言より）という警告が響いてきて、おちおちふて寝もできない状態になり。

一方で、我を忘れているようなとき、これを真剣にやるというなら、そういうときは、知恵熱が出たり鼻血が出たりすることもありますが、時に涙も出ます。

拙者が精神科医としての歩みを始めて間もない頃、内観療法というものに関心をもち、奈良の研修所に乗り込んだのでした。

内観療法とは、浄土真宗系の僧侶、吉本伊信が創案し開発した修養法で、「してもらったこと、して返したこと、迷惑をかけたこと」という三つの観点から、自分との関わりの深い他者との関係において、自分を振り返っていくというものです。内観には、研修所や病院など静かな部屋に一週間ひきこもり行う集中内観と、毎日一定時間内観三項目について自分を振り返っていく日常内観とがあり、ひきこもりに適性をもつ拙者は、集中内観のために奈良に行ったのでした。

なお、キリスト教信仰をもった後の拙者にとっては、日常内観の手法は、自分と関わりの深い他者である主なる神との関係において自分を振り返る、日々の黙想に移行しております。

集中内観においては、一週間ひたすら、生まれてこのかた自分と関わりの深い他者について自分自身を振り返り、その内容を二時間おきくらいにやってくる面接者に簡潔に報告します。

その集中内観を体験していた時の印象としては、最初の四日めくらいまでは、ただ自分と家族（特に両親）との関わりについて内観三項目を中心にした年表を作っていくというような、やや機械的で漠然としたものでした。

しかし五日めくらいだったか、面接者との短い面談の中で、体が震え涙が止まらないという異常事態が突如発生いたしました。

それまでのように、振り返った年表のようなものを面接者に伝えようとしても、体の震えと涙とで言葉がまともに出てきません。自分でも何が起こっているのかわからずパニックです。何かが決壊したのです。

そういう拙者を、面接者はじっと黙って見守ってくれております。

数日間ひたすら関係性における記憶の年表を作っていく過程で気づかされたのは、家族にしてもらったことの数々、それなのに迷惑をかけ続け、お返し一つできなかったかたくなな自分。そしてそういう複層的な思いを凌駕（りょうが）するほどの、家族に大事にされていたという感覚が与えてくれる平安。

我を忘れて真剣に物事に向き合うとき、また向き合わざるを得ないとき、感覚の冴（さ）え冴（ざ）えとした中で与えられたのは、自分がそれまでいかに飢え苦しみ失い痛んでいたのかという事実が干からびるくらいの、柔らかくも強じんな愛の確信だったのでした。

東日本大震災で甚大な被害を受け、涙を流すことも忘れてぼう然と立ちすくんでいた方の次の文章は、拙者の体験などはものの比にもならないのですが、それでも共鳴する部分も多く、多少長いですがそのまま引用します。

「そんなわたしがはじめて涙を流したのは、まっさきに駆けつけて、遺体の捜索に、瓦礫の撤去に泥だらけになって黙々と働いている自衛隊員の姿を見たときでした。あの感謝の感動をわたしは忘れることができません。そして全国から、いえ世界中から、たくさんの助っ人が続々と大船渡にやってきました。（中略）

泥だらけで働いている、ことばも通じぬ青年たちに、通りがかりの車から降りてペットボトル入りのスポーツドリンクをさし出すおじさん、お煮しめやお茶を持ってくる近所のお母さんたち、杖を引き、手を合わせて拝むお婆ちゃん、みんなが目にいっぱいの涙を溜めていました。

やさしさに飢えている者には、人の情けが十倍にも感じられるのです。人と人とが互いに相手を大事にすることから生まれる幸せは、痛みというものをいやというほど味わった人ほど敏感に感じるものなのだと、わたしは思い知ったことでした」（山浦玄嗣『イエスの言葉　ケセン語訳』文藝春秋）

置場所を探し続けて

「時々自分の置場所が分からなくなる
どこへ置いてもぴったりとこない
タンスにしまうわけにはいかないし
冷蔵庫に
とりあえず保存
というわけにもいかない」

（『高階杞一詩集』角川春樹事務所「自分の置場所」より）

ども。

駒込えぜる診療所の院長です。

よく晴れた日には、それこそタンスにしまうわけにはいかない布団はベランダに干し、えぜる亀もベランダにて甲羅干し、拙者もベランダ近くでごろごろ天日干し。季節によっては近くの公園の芝生で拙者もえぜる亀も天日干し。

天日干しすると、拙者はほかほかと気持ちがよく、ふだんは無言無表情のえぜる亀も、こころもち緩んだ表情でおならなどしており。布団もいい匂いがします。

しかし、そんなふうにそれぞれの置場所、居場所がぴったりせず、かといって「冷蔵庫にとりあえず保存」というわけにもいかないとき、自分の置場所ってどこなのか考えてみました。

信仰をもつ前まで、拙者は冒頭の詩のような状態になると、決まって本屋に出かけていました。なので、当時の引っ越し先の必須条件は「本屋と豆腐屋が徒歩圏内にあること」でありました。

なぜ豆腐屋がセットになっているのかは、今回のお題と多少ずれるため、ここでは触れませぬが、何はともあれこの二つは、拙者の引っ越しの必須条件であったのでした。

何か自分自身に落ち着かなくなったとき、自分を持て余すようなときは本屋へ直行。立ち読みすること数時間。

「母は一日中探し物をしています。たぶん不安なんだと思います」

これは診療の中で、認知症のお母様を介護する方の言葉でしたが、その言葉は拙者の頭の中に引っかかっており、喉に引っかかってなかなか取れない小骨のような感覚でありました。……おや？　これは人ごとではない。

拙者が本屋に行って手当たり次第本を立ち読みしていたのは、不安からだったのか。自分の将来を約束してくれるような何かを、手がかりを探していたのか。インターネットでの焦点の定まらない検索行為も、不安からなのか。

自分の置場所はどこなのかという感覚、もっと具体的に言い換えると、何のために存在しているのかというような感覚がゆらゆら漂ってきたとき、自分は探し物をしていたのかもしれません。

いつも探していたのは「約束」。手にしていたのは、ある哲学者が指し示した「対象なき意識は不安である」という概念。

ある時見た、夢の中。拙者は、車を運転していて突然、「アクセルとブレーキのペダル配置がわからなくなる」という体験をしていました。当時はすでに意識せずとも、「向かって右側がアクセルペダル、左側がブレーキペダル」と右足は場所を覚えてました。それが、夢の中で自分の左右をふと意識した時、自分にとってどちらが左右といえるのか、自明だったはずのことがよくわからなくなっていたのでした。

この夢を通して、自分の左右、ひいては自分という自明なはずの存在に意識が向くときのぞっとするような感覚が、自分を本屋に直行させていたのだ、と気がついたのです。

つまり、自分が存在しながら自分の存在を客観化・対象化することは困難で、自分がない、わからないのです。このように、明確な対象を失った（約束を失った）意識が不安というかたちで感知されるということが、夢の中での出来事の細部が消えた後、経験として残されました。

きっと、自分にとって「探している約束」とは、「意識の置場所の約束」ということなんだろう。

「In Christ」「キリストにあって」という、聖書で何度も繰り返される言葉。実に単純な響きの言葉であります。

自分の置場所はキリストのうちにあり、拙者らは死にあって、死のうちに存在するのではなく、キリストにあって、キリストのうちに存在する、という約束。

そんなふうに単純に、明確に響いてきた、よく晴れた休日。

「服に着替えて
外へ
出ると
外は久し振りの上天気（中略）

ぼくは
ゆっくりと
自分を抱えて歩く
少しずつ
軽くなっていく」

（「自分の置場所」より）

新しい人に着替え、外へ出て、自分の十字架を背負って歩く。少しずつ、軽くなっていく。

えぜる亀と拙者の天日干しは続く。

コチコチの心と体をゆだねて

「十弦の琴と立琴をかなでて、神をほめたたえよ」

（『新改訳聖書』詩篇より）

ども。

駒込えぜる診療所の院長です。

以前、「拙者の趣味は『訓練』である」などと書いたことに対して、読者の方から「院長の趣味の訓練は筋トレの他に何かあるですか？」といった質問状をいただいており。

むふふ。よくぞ聞いてくださいました。あるのであります、拙者の訓練における究極の秘密兵器（?）が。

筋力トレーニングにも増して、拙者がここ数年来、訓練に訓練を重ねているもの。筋力トレーニング同様かそれ以上に、努力に見合った結果をみていない、このエッセイでも話題にすらのぼらなかったほどの、労多くして収穫少なくただひたすら訓練という、拙者の趣味の醍醐味(だいごみ)となっているもの。

それはずばり、「津軽三味線」なのであります。

普通、ここまで地道な練習を重ねていればすでに、深々と降りすさぶ雪深い情景を津軽三味線で強弱豊かに、ストイックに奏でているはずなのですが、待てど暮らせどいっこうにそういう地点には達せず。くる日もくる日も、はじくべき糸を空振りしたり、変なところにバチがあたったりして、深々と降り積もる雪の音楽的描写どころではなく、さながら不規則な水漏れのごとき不穏な響き。これは「伝統楽器における、現代音楽奏法の発明にいたる通過すべき必然である」と、己に言い聞かせ。

楽器を抱える構え、バチの握り方、操作法など「型」そのものがなかなか身につかず、三味線音楽どころではない段階を右往左往してはや四年。とてつもなく苦戦中。

にもかかわらず。筋力トレーニングはトレーナーにしごき上げられる以外には決して、断じて、金輪際、積極的に自分からはやりたいとは思えない過酷な訓練でありますが、津軽三味線はまったくもって違うのです。

津軽三味線は、そんなに何年も同じところで停滞していても、実に自発的に、何となくうきうきしながら、毎日ちょびっとずつでも練習ができてしまうのであります。

三味線に対してはその昔、『細雪』などの小説を読んでいる中で、にわかに憧れを抱くようになっており。拙者にとっては長らく憧れの楽器であったのです。もともとは江戸長唄(ながうた)などの歌ものの三味線の色っぽさとか艶(つや)っぽさに憧れていたのですが、いざ三味線を習い始めるとなった時に、種々の現実的要因から、音色の艶っぽさとは程遠い、バチバチ三味線の胴をたたきのめす硬派な打楽器のごとき津軽三味線教室に入ることとなったのでした。

一向に上達はしないものの、拙者の趣味そのものを満喫できる自閉的訓練を楽しんでいたある日。平穏な訓練を揺るがす事態発生。

師匠より「そろそろ発表会に出ませんか」と。

拙者、礼拝の奉仕でさえもえらく緊張するのに、「発表会」と想像するだけでいっきに体がコチコチにこわばってきます。学生の頃などはまったく人前緊張とは無縁で、むしろ逆にしゃしゃり出ていくような奴でありましたが、ここ最近はとにかく緊張するので、極力人前で何かするというのは避けてきておりました。

こういうことを津軽三味線の師匠にお伝えすると、「ま、経験を積んでいくしかないですわな。場慣れすることです」と軽くいなされただけでなく、拙者の発表会での出番を予定よりさらに一つ多く設定されるに至り。

まさに、「自主練習ばかりしておらんで、場慣れしなはれ」という師匠の意向が、拙者の出番の多さに直接的に反映されることとなったのでした。これも訓練でありましょうが、しかし、拙者にとっては今までにない精神的に過酷な訓練であります。

緊張から体が硬くなり、ふだんの不器用さどころではない「奇行」になるかもしれん。頭が真っ白になって演奏が途中で止まったらどないしよう、など考えてはまた体がコチコチになり。

「何を話そうかと、前もって心配するのはやめなさい。ただ、そのときあなたがたに与えられることを話しなさい。話すのはあなたがたではなく、聖霊です」（『聖書新改訳２０１７』マルコの福音書より）。この聖句をぼんやり思い巡らせるです。

三弦の琴を奏でて、神をほめたたえよ。どう演奏しようかなど案じるには及ばず、音を奏でるのは聖霊の働きによってである。

こういうふうに考えると、コチコチの心と体がほんの少しほぐれる気がします。「型」が身につかずして「形無し」の自閉的訓練。この遅々たる歩みで「型あっての型破り」に至る道に立つ日が来るのかはなはだ疑問ではありますが、三味線での賛美の訓練、聖霊の働きにゆだねる訓練など、訓練する範囲が広がってきていることに、何となくうきうきするのでした。

ドキドキの発表会なり

「風はその思いのままに吹き、あなたはその音を聞くが、それがどこから来てどこへ行くかを知らない」

（『新改訳聖書』ヨハネの福音書より）

ども。

駒込えぜる診療所の院長です。

前回、拙者の訓練の秘密兵器、津軽三味線の苦戦具合と、発表会初出場についての心構えなどを書いたのですが。

果たして、出てまいりました、その津軽三味線発表会に。ということで、今回はその経過報告をしたいと思います。

前回も申し上げたとおり、拙者の津軽三味線の腕前は「思った音が出せない、リズムが安定しない、似たようなフレーズでどこを演奏しているのかわからず途絶する」という、三拍子そろった「伝統楽器における、現代音楽奏法の発明にいたる通過すべき必然である」はずの（?）変則技法なのであります。

こういう中での発表会はまさに、「恥は我がもの、栄光は主のもの」どころではない、「恥は我がもの顔」という状態が予想確率百パーセントでありました。が、三味線師匠からの「自主練習ばかりしてないで、場慣れしなはれ」という意図を感じるところもあり、訓練が趣味の拙者といたしましては、聖霊にゆだねる訓練なども視野に入れ、発表会準備に突入。

まず、とんでもない緊張状態が予想されたため、筋力トレーニングのトレーナーに事情を説明。体がコチコチにならないために、力が入りやすいバチ操作に関わる右腕の力のコントロールを特訓。また、心のコチコチ具合については、もともとスポーツ選手だったトレーナーなので、大会時の緊張のコントロール方法について教えていただくこととなり。

「周囲の状況に気を散らすのではなく、自分の具体的な課題に集中する、ただそれだけです」と。

このアドバイスはとても有益なものでした。拙者は会場の大きさや観客からの評価など周辺情報におびえており、ステージ上の自分を想像するだけで動悸がしていました。しかし、そうではなく、自分なりの目標に集中すればいいだけである。つまりそれは、いつもの自閉的訓練の時に意識しているものを発表会でも続けていけばいい、と思えたのです。

となると、拙者にとって音楽がいちばん聞きづらく感じるのはリズムが不安定であることなので、この点に関して納得のいく範囲までもっていこう、という目標設定ができました。

早速メトロノームを使っての猛特訓です。しかし、民俗音楽というのは、それぞれリズムに「なまり」があります。メトロノームで正確にやろうとすると、津軽民謡のちょっとひっかかりのある、なまった三拍子にならないのです。師匠からも、「メトロノームは時々目安として使うくらいですな。最終的には自分でノリを出せんと音楽にならんですわ」とくぎを刺されていたことを思い出し、発表会三日前にメトロノームでの特訓を放棄。でもまったく、自分の内側から津軽民謡の独特のノリは出てこず、心地よいうねりを構築できない状態です。とほほ。

途方に暮れ、夕があり、朝があった。しかして、発表会二日前に突入。

朝、いつものように起きると、おや？　独特の津軽民謡なまりの三拍子が、体全体に流れているのを感じ。音楽を聴いてノリに共鳴するというのではなく、自分の内側から津軽民謡のうねりが出てくる感じ。こういう未体験の不思議な感覚に気づくです。どこからきているのかわからぬが、このリズムに乗って演奏すればいけるかもしれぬ。

翌日もこのリズムは消えずして、発表会当日に突入。朝起きても、まだ津軽民謡のうねりが体の中に流れている。「よし、このリズムに集中し続けるだけだ」と焦点を絞って楽屋でスタンバイ。

前の人の演奏も同じ津軽民謡の三拍子。自分の中に流れている三拍子とはちょっと違うけれど、自分のリズムに集中。そしていよいよ前の演奏が終わり、拙者の名前が呼ばれている。うわ〜。あまりの緊張から動悸も出ているですが、そんなことよりとにかくリズムに集中。

本番も体の中に流れている津軽民謡の三拍子に集中して演奏。演奏している最中から拙者自身がノリノリになりとても楽しい気分。リズムについては今できる最善を尽くせた感覚で、演奏終了。

さて、翌日のこと、師匠の前で再演となりました。しかし、どうしたことか発表会の時まで体の中に流れていたリズムはすでになく、いつもの不穏な水漏れのような音に、間延びしたりつんのめったりの不規則なリズムに戻っており。

「発表会の時のあの津軽のうねりはどこにいってしまったんです?」と、師匠にけげんな顔をされ。本当に、自分の中に流れていたあのリズムはどこにいってしまったんだろう。

「聖霊にゆだねるのだ」などという自分の意思ではないところで、もしかしたら風は思いのままに吹き、どこかへ行ってしまうたのかもしれん、と思うた不思議な体験でありました。

鼻毛ほどの距離

「感覚の堆積が経験を生み、経験が思想に結実し、ついに人間の普遍の相を定義するに到ること、（中略）すべては、一つの内面的な『促し』から発足する。これを大切にしなければならない」

（森有正『遥かなノートル・ダム』講談社）

ども。

駒込えぜる診療所の院長です。

毎度、「感覚の堆積が経験を生み、経験が思想に結実」することもなく、思いつきや体験談、観念にとどまりがちなこのエッセイを前に、「自分って、ここで何やってんだ？」と自問自答しつつ、月日は流れ。

さて。

「先生。『鼻毛が出てますよ』って、どのくらいの人間関係性の中で言えますか？」

診療所にお越しになっている方から、不意にこんな質問をいただきました。

これ、文章にするとそこまで違和感はないですが、耳で聞いた分には「先生、鼻毛が出てますよ」と言われたのかと思い、拙者、鼻毛鼻水が同時噴出したような心理的動揺、心拍数増大。

幸い、そのあと言い直してくれたので、この方が世間的基準ならびに拙者個人の考えについて質問しているのだとわかりましたが、言葉の並びや間合いの取り方一つで、紛らわしいのなんのって。

この方は、「自分は幼い頃からずっと、目についたこと、気になったこと、思いついたことをそのまま、誰彼となく垂れ流してきてたんだな、と気がついたんです」と続けます。

つまり、「鼻毛が出ている」など、指摘された相手が羞恥心を覚えたりすることだけでなく、この方にとって種々の違和感を覚える事態に対して、相互の関係性や親密度に関係なく、おそらくは今回同様の言葉の並びと間合いの絶妙さをもって、伝えてきたというのです。

これはまだ、小さな子どもであれば大目に見られることかもしれないのですが、大人になっても続けてきていたことに気づいた、と。そのため、人からは敵意しか向けられないようになってきて、生活上苦痛が強いといいます。

大小の対人関係上の摩擦の中で、自分と他者との感覚があまりにも違っているとの自覚はあるのですが、どういう基準をもって対人関係を営めばいいかわからず、この方なりの処世術として損得勘定でやる方向を選んできたともいいます。

例えば、「自分だったら、鼻毛が出たままで一日終わるとなると、一日じゅう恥をかいていたことになる。それなら、恥をかくという損失が少なくて済む、より早い時期に事実を指摘してもらったほうがいいと思う」「他者の鼻毛が出ている状態を目にした場合など、不自然な状態、違和感を覚えることを黙っておくことは自分にとってもストレスなので、この損失を最小限に抑えるには、早い時期に指摘したほうがいいと思う」という損得の勘定から、種々の言動を選択していたと。

ほほう。

確かに、言い分はわかるですが、通りすがりの人から突然、「あなた、鼻毛が出てますよ」と言われた相手の人はどう思うか。しかし、この方の場合は損得勘定から早めに言われたほうがいいので、「自分にしてもらいたいと望むとおり、人にもそのようにしなさい」を実践していることになるらしい。

……実に悩ましい。

「率直であるということは、先ず吟味をせずに、自然発生的に〔:SPONTANEITE〕表現することである。このことは少くとも不躾(ぶしつけ)である。（中略）全て思想というものは先ず第一に礼儀正しい〔poli:POLITESSE〕ものであり、第二に周到なものなのである。（中略）率直さは、そういうわけで相手の特別な要求がなければ、また全てに慎重を期して一度ならず延ばしてみた上でなくては、表面に出してはならない

ものである」（アラン『定義集』みすず書房）

このあたりの意味合いをイメージしつつも、自分の快・不快の感覚や判断基準が他者との関係において適用しにくいようなので、まずは相手の反応や行動、場の状況を注意深く観察することにこの方の意識を向けるよう促します。そして、その時に自分の感じていることとのズレをすくい上げていくよう心がけてもらいます。

実際は、もう少し公式的な、普遍的基準や合理的処世術をこの方は求めているのかもしれませんが、拙者には思いつきません。むしろ、この方の「なんで人から敵意をもたれるの、自分？」といった違和感や不安、悲しみなど種々の感覚の堆積が、今回のような「率直さのもつ不躾さ」の洞察に至ったこと、この方の一つの容易ならざる「内的な促し」が発足したこと、これこそを大事にしたいと思うたです。

で、皆様はどのくらいの関係性で「あなた、鼻毛出てますよ」と言ってもいいと思いますか？

無駄は「粋」

「先日、東京で第一級のビジネス街の食堂へはいってみたら、皿が合成樹脂で驚いたな。（中略）割れんから機能的だというんですな。しかし、割れるかも知れんのに、一生懸命に絵付けをする。これが文化でしょう」〈司馬遼太郎の言葉〉

（梅棹忠夫『日本の未来へ～司馬遼太郎との対話』日本放送出版協会）

ども。

駒込えぜる診療所の院長です。

さて、皆様は無駄なことをやっておりますか。

先にめんどうについて考察しましたが、今回は無駄について考察したいと思います。

先日、邦楽と洋楽の融合の可能性をさぐる演奏会を見学した時のこと。

演奏会の途中、ステージ上の出演者同士の雑談で、ピアニストから「音楽素人の知人からの質問で、『ファのシャープとソのフラットは同じ鍵盤をたたくのに、なぜ呼称が違うの？　無駄じゃない？』というのに、どこからどう説明したものかと戸惑いまして」との発言があり。

これについては、シャープとフラットは音楽的に違いがあること、楽器によっては同じ音にはならないことなど、しごく真っ当な説明が尺八奏者からなされていました。そしてこの話題は尺八奏者の説明で完結し次の演奏に入る、というところで突如、「無駄なものは『粋』なんですよ」と、三味線奏者が話を一気に押し広げ。

「へ？　まあ、確かにそうですね。和太鼓の『捨てバチ』なんかも無駄なようだけど、無駄じゃないし」と、次の演奏に行こうとしていたところで腰を折られた尺八奏者は、間違っても「捨て鉢」にならずして、音楽的路線に引き戻しつつ、再び演奏に戻ったのでした。

この無駄話、拙者は大いに引っかかり。

無駄なものが「粋」であるとすると、生物学的に無駄扱いされる男性の乳首というのも、「粋」ということなのであろうか。

「粋」というのは九鬼周造の『「いき」の構造』（岩波書店）によれば「媚態」「意気地」「諦め」によって成立しているとされる。この定義からすると男性の乳首が「粋」であるかどうかというのは、はなはだ疑問である。

こういうところに引っかかったまま、目の前の演奏会に意識が引き戻せないまま、演奏会は終演となり。こういう無駄も「粋」というのか。はて。

冒頭引用の「(皿が）割れるかも知れんのに、一生懸命絵付けをする。これが文化でしょう」といった司馬遼太郎の言葉は、「無駄」を無駄に考察しない方向性を与えてくれます。というのは、文化とは「ある集団でしか通用しないもの」と捉えると、別の集団から見るとある集団の文化は、「無駄」と捉えられる可能性があるからです。

前述の皿の絵付けもそうですが、「せっかくの休みの日曜日にわざわざ教会に出かけて、長い説教を居眠りしつつ聞く」という拙者の教会生活を、信仰をもたない集団から見ると「無駄」と捉えられる可能性は十分あるわけです。といっても、信仰をもっている集団からも、「長い説教を居眠りしつつ聞く」のは無駄ではないか、との突っ込みが入りそうであります。

長い説教が無駄なのか、居眠りしつつ聞くのが無駄なのか、果たしてその両者が無駄なのか、ここではそういうことが問題なのではなく、問題なのは「休みの日の過ごし方」なのであります。つまりは「文化」の違いが「無駄」の意識に関わってくるのやと思うたのです。

そういう観点から見ていくと腑に落ちる、文化の違い全開、ということは無駄話全開ということでもある、診療所待合室で月に一度行っている「東京えぜるん」という聖書勉強会について。

参加されている方は聖書に触れたことのない方の割合が高く、聖書を輪読した後、感じたことを自由に語る際、各自の引っかかりや感じ方はかなり違います。そもそも受肉は無駄だ、というところからのスタートだったりします。

ある時は、マルコの福音書にある、「ある青年が、からだに亜麻布(あまぬの)を一枚まとっただけでイエスについて行ったところ、人々が彼を捕らえようとした。すると、彼は亜麻布を脱ぎ捨てて、裸で逃げた」(『聖書 新改訳2017』)に関して、「この部分、唐突で変」という話になり。

聖書の中で一見「無駄」な記載のようですが、「これ、マルコ本人らしいですよ」「ええっ? そうなんすか?」「そういう説もあるようです。まあ、もしそうだとしたら、なんでマルコはわざわざこういうこと書いたんでしょうかね」など話しながら、ああでもない、こうでもない……と迷走します。

無駄の感覚を通して文化の違いを確認する。その違いに立って、それぞれをゆるゆる探索していく行為は、「捜しなさい。そうすれば見つかります」という、普遍性の中に共にいることを気づかせてくれるようです。

ひきこもり院長、同窓会へ行く

「キリスト者の祈りは（中略）神との友情（神の友とされた交わり）から生まれる」

（ジェームズ・フーストン『神との友情』いのちのことば社）

拙者、自称働くひきこもり、多少の偏屈さと対人緊張と自意識過剰からの人見知りども。

駒込えぜる診療所の院長です。

皆様は同窓会というものに出席したことはありますか。

りとで、近年同窓会をはじめとしておよそ社交の場には縁遠い生活でした。

が、ある日、診療所に一本の電話あり。

「高校の同級生だったMだけど、院長にそう言えばわかるから」とのことで、受付から一報。

おや？　卒業以来会ったことのない同級生の名前である。いぶかしく思いながら電話に出ると、次々と複数の同級生が電話口に登場。果たしてその電話は、高校の同窓会のお誘いであることが判明。あっという間の突然の出来事になす術もなく、拙者何とも不本意ながら、高校の同窓会というものに、卒業後四半世紀はゆうに過ぎたところで、初めて参加することとなり。

大人になった今でも、あほなつぶやきをいちいち文章にしていたりするくらいの拙者であり、高校時代にいたっては推して知るべし、どんだけの恥さらし度であったであろう。どんな顔して出席すればよいのだ？　など自意識過剰全開、ぐるぐる迷妄。ぐずぐずもやもや、最後は諦めの境地にて、同窓会当日。

同窓会会場に到着し、受付を探してうろうろしていると、「お〜。こっちこっち」と手招きされ入場。手招きしてくれた同級生は高校時代とまったく変わっておらず、すぐに同定完了。

何となくほっとして席に着くと、懐かしい面々がそこかしこにおり。四半世紀以上の経年により、それぞれ体型や髪型などの変化はあるものの、顔には高校時代の面影があり。何より声が変わってないので、すぐに打ち解けたです。それぞれが歩んできた独自の人生の歴史を携えて、経験に見合った風格を身にまとい、互いの発展や境遇を分かち合える円満な関係を目の当たりにし、心が熱く沸き立つような喜びに満たされておりました。

中でも拙者、意外なほどにうれしかったのが、小中高と一緒だった同級生に再会できたことです。拙者は高校が学区外入学につき、地元の高校に進学した同級生とは離れてしまい、小学校から高校まで一緒だった同級生はわずか二人。その二人に今回の同窓会で再会した時は、まるで久しく会っていなかったいとこに会ったような感覚で、懐かしさと同時に、それぞれの幸せそうな風情に思わず涙ぐみ。

特に同性の同級生の一人とは、一時間に一本しかない電車通学において飽きもせず一緒にばか話をし合っており、あほな企画を立てては二人で実行するなど、ふざけ合う関係だったのですが、再会してもやはりあほな雰囲気満載で盛り上がり。拙者の中の偏屈さとか自意識過剰とか対人緊張とかがまったく気にならず、ふだん経験し得ないリラックスした交わりは、何ともいとおしい時間でありました。

……これが「友情」というものなのか。

「友情とは、出会い、互いに共感し、やがて互いの信頼を育てるべく別れていくことからなる」という、先人の洞察が鮮やかに響きわたります。と同時に、「拙者は神様とこんなふうに友情を築きたいのである」と思い立ち。人間関係でこんなにもいとおしい関係が友情というかたちであるのなら、神との関係においてもきっと用意されているはずである。でも、神との友情ってどうやって築いていくのだろう。

……そういえば確か、そのような題名の本を読んだことあるぞ、と思い本棚を探すと。あったあった。

「友情という人間の経験それ自体がキリストからの贈り物であって、人間同士の友情は、やがてそこからさらに先へと私たちを進ませ、神との友情のより深い認識へと導くのです」（同書）

以前は読み流していたところが、今は一つひとつ心に響いてきます。「祈りは神との友情から生まれ、神との友情を育てる」という視点も、今ではとても実践的に思えるです。

そうなってくると、『無名の順礼者』（作者不詳　エンデルレ書店）という本で知った「息を吸い込む時に『主イエス・キリスト』息を吐く時に『われを哀れみたまえ』という祈りが、心臓に入りまた出るように考える」という祈りの訓練にも俄然やる気が出、やり続けていると落ち着いてきます。

拙者の意識の内に、体の内に、主イエスを見いだす旅に大いなるヒントが与えられたのだ、と喜々として旅の道連れのはずのえぜる亀を見やると、奴は飽きもせず好物のじゃがりこをほおばるなり。

咀嚼（そしゃく）と祈りとを連動させているのかは不明である。「亀との友情」が成り立つのかも、不明である。

心の温度調整

「私はいつも温度計を持っています。これから教室に参加するお年寄りも、今夜ケアをするお年寄りも、まず温度計で温度を測ります。ただし、私が測るのは体温ではありません。心の温度です」

（富永幸二郎『老いてなお上々』燦葉出版社）

ども。

駒込えぜる診療所の院長です。

さて、皆様の生活周辺領域には、冷蔵庫や電子レンジといった家電製品はそろっていますか?

実は当診療所、電化製品といえばプリンターとパソコンなど診療業務に必須の物しかなく、冷蔵庫や電子レンジといった家電は開業以来九年にわたり、一度たりとも存在しなかったのです。

とはいえ、業務上保冷が必要な物品もあるため、ビジネスホテルなどで見かけるごく小さな保冷庫のようなものがありましたが、とうとうそれも壊れてしまいました。

ずっとずっとことあるごとにスタッフは異口同音に、「冷凍庫付きの冷蔵庫が欲しいのである……」とぶちぶちつぶやくですが、診療業務に必要な物をそろえる以外の金銭的、スペース的、心理的余裕がなかったのでした。しかし、このたび保冷庫の寿命につき、開業以来初めて、本格的に冷蔵庫と電子レンジの購入計画を立てることとなり。

それまでは冷凍の贈り物などが届くと、仕事中であってもみんなで慌てて食べたり、果ては患者さんやご近所さんにお渡ししたりと、溶けないうちの消費にてんやわんや。また、お昼ご飯には冷や飯をそのまま食べていたりと、まさに冷や飯を食ってはしょんぼりすることも常態化しておりました。

そういう中、年末恒例の大掃除の際、なんとか冷蔵庫と電子レンジの置場所を確保できないか、と診療所スタッフ全員で知恵を絞り。右の物を左に、下の物を上にあれこれ移動させつつ、なんとなんと、念願の家電スペースが確保できたのであります。診療所に文明開化の音が聞こえてきた瞬間、一同感動の拍手。歓喜に満ち満ちた中、早速みんなで電気店に買い出しに繰り出し、家電売り場を駆けずり回り、店員さんを引きずり回し大騒ぎしつつ、スペースに見合うものを無事注文。冷蔵庫と電子レンジの到着を今か今かと待ち望んでおる次第です。

温水も出ず、コンロも使えずにいた診療所で、こんなに、こんなにも待ち望まれた家電に共通するのは、その温度調節機能であります。温めたり冷やしたり。この温度管理が生活の質を支えるんだな、ということをしみじみ考えておりましたところ。

……もしかしたら診療所の機能そのものが、温度管理に尽きるのかもしれぬ。

ということに思いをはせ。

今回注文した家電が食べ物の温度調整をするように、診療所でやっていることも、人の心の温度調整に意識を向けているのかもしれん。適温がその人の人生の質を保ち、また質を上げていくということなのかもしれん。

カッカと頭に血が上る程の怒りで、高熱の心にうなされる方、生きる希望や意志を見失いかけた、絶望の淵(ふち)にいる温度の下がった心に震える方。そんな方々が診療所にいらしたとき、必死になって心の温度を適度に冷やしたり、温めたりするのが診療所の機能なのかもしれない。

冒頭引用文はこう続きます。「声をかけたときの表情、返ってくる言葉。握手したときの握り返す手の力。心の温度は、そんなふうにして測ります」(同書)

確かに、そんなふうにして測ってきていたのかもしれない。もっといえばさらに、診察室のドアを開ける強さ、勢い、入室時の表情、足取りなど、会話する以前から心の温度を測る行為は始まっているのです。

そして会話に入っても、「ココロの診療所」という場所柄、楽しい話より悲しい話、悔しい話が圧倒的に多いのです。一見怒りに心が高熱に沸き立って見える方でも、奥底には悲しみに凍える心が震えていたりします。そういうときには、怒る人と一緒に怒り過ぎずしてフーフー冷ましつつも、その奥にある悲しみを感じ取り、その悲しみの内に拙者自身がとどまるよう努力します。

「喜ぶ者といっしょに喜び、泣く者といっしょに泣きなさい」

「筋トレする者といっしょに筋トレしなさい」とまでは聖書に書かれてありませぬが、終始無表情のえぜる亀も、拙者の筋力トレーニングを傍目に、できない腹筋運動を小さく頑張ったり、奴なりに周囲に呼応しつつ生息しております。そういう姿を見ているとその滑稽（こっけい）さに、といったことだけではなく、奴なりに拙者の思いを共有してくれようとしているようで、心がほかほか温かくなるです。

相手の感覚を感じて、そこにとどまってみること。何度も何度も診療の中で意識していることではありますが、もしも今の時代においてなお、心の文明開化というものがあるなら、それも心の温度調整機能に尽きる、のかもしれないです。

時間の貯金

「誰かが遅刻し、あるいは、物事が遅れると、それを待っている間、心の内面が苛立つ。時間を失いたくないのである」

(ジャン・バニエ『コミュニティー』一麦出版社)

駒込えぜる診療所の院長です。どうも。

拙者、待つのが苦手です。冒頭引用文のとおり、待っている手持ちぶさたな時間に対して「時間を失う」という感覚や、「待ち合わせ場所、間違えた?」「相手に何か突発事故でも起こった？」など不安の感覚に耐えるのがしんどいのです。さらにそういう感覚がエスカレートして、「時間を盗まれた」と勝手に被害的になっては一人、ぽつねんと待たされている中で、気持ちがしぼむこともしばしばでした。

こういう不快な感覚をもつことがずっとずっと苦痛であり、この苦痛はおそらく外的要因を責めることよりも、自分の考え方を変えていかない限り解消されないだろう、と思っていました。でも、どうやって変えていけばいいのか、ぐるぐるもやもや。

と、こんなふうに感覚的にもつれてきたときには、現実生活の中で観察できる客観的事実を拾い上げることが拙者には比較的有効なので、それを行うこととし。

まず言葉の表現から。

「時は金なり」ということわざのとおり、「時間稼ぎ」「時間の浪費」「時間を使う」「時間をかける」など、時間にまつわる言い回しには、お金と同じように表現されるものがあります。金は「天下の回りもの」ではありますが、そのつど一旦は誰がしかの所有物となります。

なのでおそらく、自分の時間を失うとか盗まれるという表現からわかるとおり、時間も自分の所有物であると、拙者は思っているのでしょう。そして「平均寿命」とか「余命」という言葉からも、生まれながらにして自分に与えられた「人生時間」があり、それを自分で適切に管理すべきだと、拙者は思っているようなのです。

なので、自分に与えられた限りある時間をちゃんと管理しようとしているのに、誰かが、また何かが予定より遅れたりすると、時間が失われる、盗まれる、という発想をしてしまう。例えば八十分で決着をつけるラグビーの試合のように、人生においても自分に与えられた時間が決まっているわけだから、できるだけ有意義に無駄なく過ごしていきたい、と思っているわけで。

ところで、ラグビーの場合、負傷の判定、搬出などで待機・空費した時間を、競技時間に加算できる「ロスタイム」というものがあります。となると、人生にもロスタイム加算ってないの？　お金の貯金ができるように、時間の貯金ってできないの？

こんなふうに展開してくると、おっと。この、時間の貯金ができるのかどうかという発想は裏返すと、自分の与えられた時間というのは時間の預金を先にもらっていて、そこからどんどん使ってなくなっていく、そして寿命が尽きるときには、「時間貯金」がゼロとなる、という感覚なんじゃないか。

「時間の友となった人は、日ぐらし『時間がない』と愚痴ることはない。時間と戦ったりはしない。時間を受け入れ大切にする」（同書）

大切にしているはずの時間が、日々削られていく。拙者はそんなふうに時間と必死に戦っていたのでした。

時間との一人格闘戦が長期化する中、病にある親族を訪ねたときのこと。すでに拙者の倍近くを生きてきた人で、自分の死についても覚悟をもって、日一日を生活していました。

拙者の幼少期から振り返って、この親族と共に過ごせた時間、そして今ここで共に過ごす時間。積み重ねてきた時間の上に今、こうしてまた共にいる。

「真理ちゃんも忙しくて時間がないのに、来てくれて本当にありがとう」

確かに。時間をつくって、会いに来た。しかし拙者、逆に時間が増幅されたような、有限な時間の枠組みが取っ払われたような、実にくつろいだ気持ちでいました。

もしかしたら。

時間の貯金というものがあるならそれは、こんなふうに他者に自分の時間を共有してもらう、他者と共有される時間のことなんじゃないのか。

……いや、それ以上に。

日一日を加算され生きた時間の積み重ね自体が、神様から与えられたかけがえのない「時間の貯金」だったんだ。

生まれた時に与えられ、日々削られていく引き算の時間ではなく、日々与えられ続ける足し算の時間。積算されていく「今」という時の貯金は、さまざまな思いの利息までついていて。

どれだけの人たちと拙者は時間を、思いを、分かち合ってきたんだろう。

見舞いを終え、電車を待つプラットホームで、これから起こりうるいろんなことも、ゆっくり待てそうな、そんな気がしました。

正確に聴くということ

「私ははじめ、祈りとは語ることだと思っていた。しかし私は、祈りとはただ単に沈黙することではなくて聴くことなのだと学んだ」〈キルケゴールの言葉〉

〈イェルク・ツインク『現代への祈り』ヨルダン社〉

駒込えぜる診療所の院長です。
ども。

その昔、拙者がまだ車を運転していた頃のこと。ひょんなことから、知人の不要になった車を譲り受けました。それは海外の古い車で、左ハンドルのマニュアル車でした。

拙者はそれまでは、そういうめんどくさそうな車を運転したことがなく、生活の必要のために車を活用する程度でした。が、一転。その古い車に関しては運転すること自体が面白く、車を運転したいがために、わざわざ日帰り温泉に出かけたりするようになったのでした。

その車の何が面白いのかというと、表情があるのです。外観から「お、今日はしょんぼりしているが、どうした?」と始まり、エンジンをかければエンジンのかかりだすタイミング、音など、何らかの微妙なしょんぼりサインがあるのです。また反対に、ご機嫌のいい時もはっきりしていて、外観からノリノリのようす。運転していても軽快で、加速など本当に気持ちよいのです。まあ、車の外観の印象についてては読者の方々には、「院長がまた妙なこと言うておる」感じかもしれませぬが、機械的なサインは作りの古い車ならではのシンプルさなのかもしれません。拙者、この車ほど運転が楽しいと思ったことはあとにも先にもなく、特に「注意深く聴く」

ことの面白さを教えてくれた存在でした。

ということで、今回は「聴く」ことについて考察しようと思います。

診療の中で、有害だとわかっているのにやめられない「嗜癖（しへき）」が問題となることがあります。「お酒はやめないとダメだとわかってるんです。今度から頑張ってみます」と言っておいて、次の診察で「どうしても断れない飲み会があって。仕事なんでしょうがないんですよ。次から頑張ります」など、懲りずに言う。「本当にあんたはん、やめる気あんの？」と突っ込みたくなるところ。タバコも「他の人に迷惑をかけるわけじゃないから、やめる気ないし」と開き直る。「本気か～？　おぬしっ」と突っ込みたくなるところ。日々の診療、このエッセイ同様、突っ込みどころ満載なのであります。

こういう矛盾に満ちた対話からもう一歩治療的進展につなげたいと思っていたところ、動機づけ面接ＭＩ（Motivational Interviewing）という、カウンセリングアプローチに出合います。このアプローチは、クライエントの矛盾に照準を合わせつつ、問題の全体像を一覧できるようにし、よりよい将来をクライエントが自ら思い描き、それを達成しようとする動機づけを強めるものです。技法の詳細はここではご紹介できませんが、エッセンスとして、「MIは善悪判断したり、クライエントを現実や矛盾と直面化させたり、あるいは、クライエントの理屈に反駁したりしない。その反対に、クライエントの自律を引き出し、尊重する。クライエントが屁理屈を述べるならば、その屁理屈を尊重し、興味深く聞くようにする。クライエントが屁理屈で守ろうとしているクライエントの立場・価値がはっきり分かるようにすることが動機づけを引き出すことにつながると考える」（原井宏明『方法としての動機づけ面接』岩崎学術出版社）というもの。

この手法を意識した診療にしていくと、自分がいかに患者さんの話をちゃんと聴いていなかったのかがわかります。矛盾するような話が出てくると前述のように、「本当にあんたはん、お酒やめる気あんの？」と反射的対応になったり、善悪の判断が先に立ったり、情報収集を急いだりして、患者さんが今ここで話している内容、語られた建前と語られない本音を、きちんと把握しようとしていない、正確に聴いていないのです。

おや。

古い車の音は聴けても、人の話が聴けない。精神科医ではなかったのか、拙者。

おお、なんという矛盾。

と、まあ。こういうふうに矛盾を話の中から拾い上げ、「話の聴けない精神科医は職務怠慢である。処分対象なり」といった罰を用いず、「話が聴けるようになると、古い車のときのように、やっていることがもっと楽しくなるのだ」というように、自発性を伸ばすようにすることが、このアプローチのポイント、らしい。

この技法から、「正確に聴く」ということの重要性を意識させられます。正確に聴くには自分の心が静まる必要があります。静まって、相手の心の動きから出てくる言葉を待つのです。

この姿勢は祈りに通じる、と改めて気づかされてからは、患者さんの屁理屈も祈るように聴くようになり。

「祈るとは、自分が語るのを聴くことではない。祈るとは静まることであり、祈る者が神を聴くに至るまで静まって、待つ、ということなのだ」〈キルケゴールの言葉〉（同書）

セミにならう

「ベタニアという村の名前には意味があります。ベタとかベスというのは『家』を意味します。（中略）悩みは、オニーという言葉です。ベタニアのアニアはオニーという言葉と結びつくわけです。ですから『ベタニア』つまり『ベス・オニー』『悩める者の家』ということになります。（中略）このベタニア、『悩む者の家』は村の名前ですが、同時にそれは、私たちが生きているこの世界、私たちのこの世、私たちが人生を送っているこの社会、それがベタニアであると言ってもよいのではないかと思うのです」

（近藤勝彦『癒しと信仰』教文館）

ども。
駒込えぜる診療所の院長です。
冒頭引用部分は新約聖書ヨハネの福音書十一章の、イエスの愛する友ラザロの死に際し、その姉妹の住むベタニアにイエスが死後四日にして訪問、ラザロを復活させたという場面についての記述です。愛する者の死が「ベタニア・悩める者の家」において象徴的・典型的な悩みとして提示され、そこにイエスが訪れた。この引用文にそって言えば、私たちが生きているこの悩める世界や人生、今ここにあるベタニアに、イエスが訪れたのです。

「ベタニア・悩める者の家」と聞いて、拙者は悩みの中にある知人家族を思うです。

拙者が精神科医になって数年たった頃、長年来の知人から「自分の家族の件でちょっと手を貸してほしい」と言われました。知人家族のほぼ全員が精神的悩みや苦しみを抱えており、拙者は知人の父の主治医として二十年余り関わってきました。

それぞれが別離や出会い、大小のトラブル、新たな病に遭遇する中で、家族の関係性は少しずつ変化するですが、いちばんの大きな変化は、家族の中の一人がキリスト教信仰をもってからのことでした。

信仰をもったのは知人の弟だったですが、入信後も信仰をめぐる悩みや教会での人間関係の問題を抱えるようになっており、動くごとに問題も増えるかのように見えた弟の人生の歩みはそのまま、相も変わらずに見えており。

そのうち信仰に関心のなかった父親が、「アーメンとは何語ですか?」「徳を積むと天国に行けるんですか?」など、診察の中で質問するようになり、内容が微妙にキリスト教に関連したものになっていきます。一方、ミッション系スクールに在籍する中でキリスト教に幻滅したという知人は、「罪を犯しても、悔い改めたから赦されたと言う。そしてまた罪を犯す。そんな甘えた身勝手な宗教に自分は関わりたくない」と、かたくなです。さらに加えて言うと、この知人は拙者以上の、筋金入り「働くひきこもり」であります。

経過の中で、知人は家族とのつきあいをも遮断、知人の父も拙者との対話で知人の件はあえて触れないでいる、という風情でありました。かたや知人の弟は、紆余曲折ながら信仰を通じて「前ほど人を恨まなくなった」と語り、両親との関係も回復し、そのうち父の治療も終了。

父の治療が終了した後も、拙者と知人との交流はほそぼそ続くのですが、知人自身の家族への硬化した態度は変わりなく、時は流れ。

ある真夏の昼下がり、ミンミン、ジージーとセミの鳴き声が蒸し暑さを倍増させておる折、知人の父がふらっと診療所に来院。

「おやおや。お久しぶりですね。どうされました?」と拙者。「いえ。私は特に変わりなく。以前、先生にお世話になっていましたので、そのご挨拶に伺ったまでです」と知人の父。

診察室にお通ししますと、「私はもう高齢で、いつ死んでもおかしくない状態です。かつては先生に私の人生の恥ずかしい部分を聞いていただきましたが、今となっては懐かしいことのように思えます。もう自分に対して思い残すことはないのですが、気がかりは娘のことです。息子は人生を踏み外すこともありましたが、今ではキリスト教で守られてきています。たった二人の姉弟である子どもたちが仲良くやってくれることが私のただ一つの望みです」とおっしゃいます。残していく子どもたちの関係回復を希望し、特に娘、つまり拙者の知人のことを案じているのです。家族と没交渉になったままの娘を知る拙者のところに、入所中の施設から訪ねてこられた父の発言は、直接拙者に依頼するかたちではありませぬが、思いを託すというような趣であり、遺言のような重みをもって拙者をとらえたのでした。

「あのベタニアの村の中に、イエスが来られたと伝えた人々がいました。これは、私たちの課題でもあるのです。現在のベタニア、この世界の中に、イエス・キリストの来られたことを宣べ伝える課題です。主がそこに来られるとそこに命が来ます。そして和解が来ます。信頼が生まれます」（同書）

知人の弟に、その両親に、和解が訪れた。

もう一度伝えよう、知人にそのことを。

ミンミン、ジージーと力の限りその訪れを告げる夏のセミにならい、知人の自由と尊厳を守りつつ、イエス・キリストの訪れを伝えよう。

矢はお前の向こう側ではないか

「矢はお前の向こう側ではないか」。
ヨナタンは、少年の後ろからまた叫んだ、
「早く、急げ。立ち止まるな」。

（『旧約聖書Ⅱ』机上版　旧約聖書翻訳委員会訳　岩波書店）

ども。

駒込えぜる診療所の院長です。

冒頭引用文は、旧約聖書に出てくるヨナタンとダビデとの間の合図の言葉です。何の合図かというと、「危険だ、逃げよ」なのか、「安全だ、出てこい」なのかを知らせるためのものです。この部分をもう少し詳しく説明すると。

紀元前十世紀頃、古代イスラエル王国初代の王となったサウルは、民衆においても宮廷においても人々の尊敬を集め愛されていた、勇士ダビデへの激しい嫉妬を抱いていました。そして、ダビデが生きている限り、サウル王家の安泰が確保できないという強い恐れから、王はダビデを殺そうとしていたのでした。しかし、ダビデの無二の友である王子ヨナタンが、ダビデを守るために命をかけた行動を起こすのです。

その一連の行動の中でヨナタンは、ダビデの安全が確保される状況ならば、「矢はお前のこちら側にある。それを取って来い」と言い、危険で逃亡が必要な時には、「矢はお前の向こう側だ」と言うという、二人の間でしかわからない合図を、ダビデと取り決めたのでした。そして、合図を受け取るダビデは、エゼルの石のそばで待機しています。

ついに、新月祭の食事の席で、王子ヨナタンは王がダビデを殺そうとしていることを知ります。そこで、約束の時間、約束の場所に一人の少年を連れて現れたヨナタンが、自分が射った矢を少年に探させる時、「矢はお前の向こう側ではないか」と言い、「早く、急げ。立ち止まらないで、逃げよ」との合図をダビデに告げるべく、叫ぶのです。

「早く、急げ。立ち止まらないで、逃げよ」と、拙者も診療の中で言うことがあります。

その場合、暗号や合図のような言い方ではなく、かなり明確に伝えることにはなるのでありますが。

「ここで会社を辞めたら逃げたことになる。逃げ癖がつくのはよくないと思うんです」「ここで仕事を休んだら逃げることになる。一日休むと、二度と復帰できない気がする」「みんなが頑張っているのに、自分だけ逃げては周りに迷惑がかかる」と、患者さんが話す時。

「逃げてもまた追いかけてくる」「逃げて見つかったあと、もっとひどい報復を受けるのは目に見えている」と、家族からの暴力におびえながら耐えている時。

――逃げたかて、ええんやないか。

――ここで逃げんかったら、命取られるで。

こういった言葉が、拙者の頭の中にぐるぐる巡ります。

拙者自身を振り返ってみれば、一見活発に何かに没頭しているようで、目的意識と大義名分がそのつどあるようでいて、自分も本気でそういうふうに思っていたようでいて、でもそれは逃避行動でしかなかったわけです。逃避行動によって現在に至る、実に半端な人生です。

「あの時逃げないでもっとちゃんとやってれば、今とは違う人生になっていたかもしれない」「自分は根性なしや」と、いじいじすることもあります。それでも、「逃げたかて、ええんやないか」とも思います。

これは、逃避行動で説明のつく拙者の人生の正当化を目的として言うておるのではなく、患者さん方の過労死やら家庭内暴力による死、自死につながる危険性を見据えて言うておることは、一章からこの本を読んでくださった方々にはおおよそご理解いただけるのではないかと思うです。

ところで。

精神科医の赤星進氏はかつて、転移的信仰（それまでの人生で重要だった人との関係で生じる感覚を、神との関係に持ち込んでいるような信仰）は自我が主役となっており、「『自分はこう信じる』『自分はこう確信する』『自分は聖書をこう解釈する』という、いわば『自我のわざとしての神への信頼』という形の信仰」から脱却できない、と指摘していました（赤星進『精神医療と福音』聖文舎）。

しかし、この自我が挫折し、崩壊し、転移を解消されたときに見いだされる新しい信仰があるといいます。これを、復活のキリストに出会って生じた信仰（復活の信仰）と同書では記載されています。

思えば、仕事で、家庭で、信仰で、拙者らは「転移的」な関係性を繰り返しているのかもしれません。その中で、自我が挫折しては逃避し、逃避しては挫折し、そういう繰り返しの先に、ついには自分の信じていたものにさえ、頼りにできていたものにさえ、逃げる場所を見いだせない時がくるでしょう。この、慰めのない状態にこそ、神の存在が明らかになるというか、神の存在の予感がするのかもしれません。

このことは、拙者らがその存在のあるなしを吟味することとは関係なく、存在するものは存在するのだ、ということやと思うです。もっと踏み込んで言うと、復活のキリストに出会ってたかどうか、これから出会うのかどうか、自分で判断できなくとも、復活のキリストは拙者らをすでに見出して、そこにおるということなんやと思うです。

だからこそ。

逃げたかて、ええんやないか。

逃げた先に、矢の向こう側にあるものに、出会っていくのも悪くない、と思うです。

さみしさについて

「あなたの天を、あなたの指の業をわたしは仰ぎます。
月も、星も、あなたが配置なさったもの。
そのあなたが御心に留めてくださるとは　人間とは何ものなのでしょう。
人の子は何ものなのでしょう　あなたが顧みてくださるとは。
神に僅かに劣るものとして人を造り　なお、栄光と威光を冠としていただかせ
御手によって造られたものをすべて治めるように
その足もとに置かれました」

（『聖書 新共同訳』詩編より）

ども。

駒込えぜる診療所の院長です。

今から数年前のことになりますが、ある女性患者さんから、「これって、自分の中の感覚をうまくつかんでいる文章なんです」という感じで渡された、雑誌の切り抜きがありました。それは、さみしさについてのものでした。

「名づけるとしたら『慢性淋心炎』みたいな、燃えてるのか元気ないのかよくわからないけど異様にはっきりした感情＝さみしさ」で、「なんとも本質的なさみしさで、まるで海辺の家々が潮風に傷(いた)んでゆくように、心がじわじわとやられている感がするわけです」とある、川上未映子さんのエッセイでした（川上未映子『りぼんにお願い』マガジンハウス）。

慢性に経過し、くすぶっているようなときもあれば、激しいような炎症的な要素がある。つまりは心の慢性炎症でじわじわ消耗する、という感覚。とっさに「なるほど～」となりたくなるような、命名の絶妙さでありました。

ところで、拙者は患者さんから一度、「先生もさみしい人ですよ」と言われたことがあります。

その昔、拙者がまだ専修医（研修医の次のステップ）だった頃、週に一度、地方の総合病院の精神科外来を担当していた時のこと。周囲には精神科がなく、車で一時間以上かけての受診となる方々も普通だった外来で、患者さんの数も半端なく多数で、早朝から夜遅くまで、というふうな診療になっておりました。まだその頃拙者は二十代で経験も浅く、慣れない土地でのやや理解しづらい方言やイントネーションに苦戦しつつも、その地方の人たちの人柄にほっとすることもしばしばでした。

業務時間に対し患者数が極端に多いため、ごく短い診察を繰り返していたのですが、拙者の父親くらいの年齢の統合失調症の患者さんが、毎回さみしさについてごく短く語っていました。

印象的だったのは、生きていくさびしさとか存在の切なさといった、根源的なさみしさのようなものをテーマとした哲学的な風情漂う深刻で行き場のない内容だったと思うのですが、いつも穏やかなたたずまいなのです。そしてある時、「先生もさみしい人ですよ」と、なんとも共感的に言われたでした。

当時の拙者には、その方が言われることを十分理解できていたとは到底思えないのと、そもそも拙者が当時自分のことを「さみしい人」とはまったく自覚していなかっただけに、意表を突く唐突なことを言われる方やな～と思うと同時に、その共感的な言い方が不思議な感じでありました。

さて、冒頭引用詩の中で「神に僅かに劣るものとして人を造り」という部分に関し、神父の雨宮慧氏による興味深い解釈があります。雨宮氏はヘブル語からの直訳（逐語訳）では「そしてあなたは彼を欠けさせた　少し　神よりも」としています。

「確かに人間は神が『心に留め、顧みる』存在ですが、夜空の神秘的な力に吸い込まれて『何か、ひとは』と問うとき、答えは『取るに足りない無』となるに違いありません。しかし、その『欠け』は、神が［神よりも少し欠けさせた］結果だと気づいたときに、すべてが変わります。この『欠け』は神に出会い、神に満たしてもらうための『欠け』となるからです」（雨宮慧「artos」第二四三号付録）

拙者も、自分ではどうにも耐え難いほどの痛みを伴う「欠け」を感知することがあるですが、これはもしかすると「慢性淋心炎」からくるのかもしれぬ。しかし、この「欠け」は神と出会うためのものであり、神もまた人と深い関わりを望むがゆえに人を欠けさせた、とすると。

人は単なる欠陥品、部品不足で一人疼き続けるのではなく、神の愛の計画のうちにある必然的な欠けであるなら——。

そうであるなら、「本当に、人の子は何ものなのでしょう、あなたがそんなふうにまで顧みてくださるとは……」と、じんわり振り返る思いがいたします。

専修医だった頃から二十年以上たった今、あの患者さんに会えたら、このさみしさについて、前よりもっと具体的に話せるんやろか。そして、この慢性炎症を神が意図しておられるという視点について、どう思うんやろか。

もう亡くなってはるかもしれんな。明るく達観した感じで向こうでもやっとるんやろか。

二十年以上前の患者さんは今、目の前にはいませんが、同じようにさみしさを抱えた別の方々と診療所で対話することがあります。

「あんたも私もさみしいもん同士」という思いが互いの「欠け」から出ていて、欠けを通じて互いに出会い、傷つけ合っていたとしても、この「欠け」は神が愛のうちに計画し、この疼きから神と出会い、互いの欠けが満たされ歓喜に変わる日がくるといいな、と思うたりします。

安心して行きなさい

「心のことは聖書の知識の深さではない。経験の多さでもない。立場でもない。学歴でもない。闇を見届ける霊的な勇気である。うめきを聴き届ける覚悟である。闇の哲学は隠れた眼差しである。誰にも知られない、自分の心だけが知っている世界である。心の底の水脈で誰かと結びついている世界である」

（上沼昌雄『闇を住処（すみか）とする私、やみを隠れ家とする神』いのちのことば社）

ども。

駒込えぜる診療所の院長です。

一寸先は闇とか、五里霧中とか、闇だか霧だかなんだか得体の知れない混沌が拙者の心の中にあると気づいたのは、そんなに遠い昔の話ではなく。この得体の知れないものを生活の中で手探りし、その感覚に近い言葉を見繕ってできたのがこのエッセイで、格好良くいうと冒頭引用文の「闇の哲学」してました。ここでいう「闇の哲学」とは、「自分の心の闇を見つめ、自分の心のうめきを聴くこと」です。

でも、あとから自分の文章を読み直すと、何か感触が違う。その感触の違いをたどるといつも、もっと丁寧に自分の中の混沌を見届け、うめきを聴くことができたんじゃないか、と思う。たぶん、冒頭引用文の「闇を見届ける霊的な勇気」「うめきを聴き届ける覚悟」が拙者には足りない。「心の底の水脈で誰かと結びついている世界」を味わいたいのに、勇気や覚悟がなくひきこもるのか……。

「私は、真剣に自分のことを気遣ってくれそうな人がいても、本心を話したり頼ったりしたら嫌われるかもしれない、相手に負担がかかりすぎたらどうしようと思い、容易に心を開くことができません。人間関係を壊さずに深い交わりをするには、どういう距離感で人と関わっていったらいいのでしょうか」

これはエッセイ連載中にいただいた読者からのお手紙です。きっとこの方も人との関係性で、「心の底の水脈で結びついている」ような深い交わりをもちたいと望むですが、容易に心は開けず、ひきこもりがち。今ある人間関係を壊さず深い交わりをするのに、どういう心の場所にいたらいいのか、と尋ねておられるようです。

拙者がまだ幼い頃、自宅のくみ取り式便所を夜間使うのが恐怖でしかたなく、いちいち親に「今から便所に行く」と宣言して、便所に赴いておりました。この、拙者が恐怖していたくみ取り式便所。今の日本ではもうめったに見かけることもないですが、便器全体が穴になっており、排泄物が便槽にたまっているのが便器の穴から丸見えなのです。まだ拙者の体が小さかったがゆえに便器の穴が巨大で、その中に吸い込まれそうでして、「もしこの穴の中（便槽）に落ちてしまったらどうしよう。強烈な悪臭とうじと便と尿の中に埋没するのか」と、その手の映像が勝手に頭の中をよぎり、とてつもない恐怖におののいておりましたです。とはいえ用を足さないわけにもいかず、「拙者が穴に落ちそうなときは、親がきっと助けてくれる」と自分に言い聞かせ、幸い一度たりとも思い描いた恐怖は現実のものとはならず、大人になるに至る。

不思議なことに、自分が便槽に落ちた映像が実に鮮明に脳裏をよぎるのにもかかわらず、便槽にたまっている排泄物を拙者はまともにのぞき込むことができませんでした。これは、のぞき込むだけで穴の中に吸い込まれて落ちてしまい、戻って来られないような恐怖があったからです。

このことは、拙者が自分の心の混沌、闇を見届ける勇気だとかうめきを聴き届ける覚悟がもてないことに似ていると思うたです。冒頭引用文の著者、上沼氏は言います。

「それまでは自分の闇の奥は、どこかで悪の闇の力に結びついているような気がしていた。闇の奥に吸い込まれて、戻って来ることのできない悪の手に落ちてしまうのではないかと思われた。しかし今は、神の大きな風呂敷の中に包まれているように思う。神もやみをご自分のまわりにおいて、隠れ家としているので、その風呂敷の中もまだ、闇である。その、まわりにおかれたやみが、風呂敷のように覆っている。そして、その神のやみの隠れ家に引き込まれている感じがする。それはあたかも、やみの隠れ家で神にお会いするためであるかのようである」（同書より）

夜の便所の穴の上で、下をのぞき込む勇気はなかったけれど用を足せる勇気や覚悟をもてたのは、親の気配だった。便槽に落ちても、親が救い出してくれるという思いが、恐怖を覆っていた。そして今、神の大きな闇の風呂敷の中に、神の気配の中に、拙者らの闇は包まれている。

「安心して行きなさい」

聖書に何度か出てくるこの宣言が今、必要です。この宣言が、どうか拙者らの心の闇にまで届き、根を張りますように。神の大きな風呂敷の中で育まれる霊的な勇気をもって心の底に降りていき、誰かと結びつく水脈に触れることができますように。

おわりに

ども。

毎度院長です。

この書き出しで診療所ＨＰの院長ブログは始まるのですが、この延長線上で『百万人の福音』に連載させていただいていたエッセイは、三年間に合計三十六篇となっておりました。しかし、本書に収める段階で十八まで絞り込んでいます。

これは、キリスト教系専門誌でのエッセイを一般向けの本としてまとめるという方向から、内容的にあまりにもキリスト教信仰ど真ん中ものや、それまでの連載エッセイの内容を踏まえていないと読みづらいものなどがはじき出されたところもあります。そして今回、エッセイを二つ新しく書き加え、既存のエッセイについても本の体裁に合うよう、若干手を加えたのが本書二部に当たります。

世の中には良書が実にたくさんあり、拙者ごときが新たに書くことなど何一つないと思いつつも、編集者からの雑誌掲載への温かい申し入れもあり、この機会に拙者が日々感じているところを基にして、エッセイの中でキリスト教的良書を紹介していこうと試みておりました。なので、本書に収めなかったエッセイで引用した数々の良書を、今回紹介できないのが誠に残念であります。

また、本書一部で自己紹介をしているわけですが、これは拙者のエッセイを初めて読む方々への簡単な説明として、拙者の好きな辞書的索引的な形式にする予定でした。しかし編集者からは、なんで一人称が「拙者」なのか、なんで「ひきこもり院長」なのか説明しておいてください、無名の精神科医かつ診療所なわけだから、そこんとこ詳しく書くように、とかであり。あたふたしつつ、一部を作成するに至ったのでした。

それまで自分のことを改めて振り返ることもなく、散らかったままだったり、捨てしまった過去のような感覚でしたが、今回一部をまとめてみてしみじみと思うのは、なんと多くの方々に支えられ、赦されてきたんだろうということです。一人ひとりの名前をあげると、本文より長くなりそうなので、ここではそれはできそうにないのですが、拙著にて言及した範囲にとどまらず、描かれなかった細部に関わってくれていた方々もまた、拙者にとっては忘れがたいものであります。

なお、診療所は二〇一八年で開業十年を迎え、この節目に筋力トレーニングルームの拡充やコミュニティスペースの確保を目指し、動き出しているところです。ご興味のある方は、診療所ＨＰの院長ブログでもブツブツひとり雑談をしておりますので、お立ち寄りください。

最後に、拙者のイメージを豊かにふくらませつつも、上品なデザインに仕上げてくださった装丁家の桂川潤さんと、ブログでの妙な発信を発見し、本書完成にまで導き育ててくれた、いのちのことば社の藤原局（ふじわらのつぼね）こと藤原亜紀子さんに、心からお礼を申し上げます。

二〇一八年六月

駒込えぜる診療所院長・芳賀真理子

＊二部エッセイは、月刊『百万人の福音』（いのちのことば社）2015～2017年に連載されたものからセレクトし、加筆修正を加えたものです。

こころの「雑談外来」本日も診療中。

ひきこもり院長のつれづれ日記

2018年8月30日発行

著者 芳賀真理子

発行 いのちのことば社 <フォレストブックス>
164-0001 東京都中野区中野2-1- 5
編集 Tel.03-5341-6924 Fax. 03-5341-6932
営業 Tel.03-5341-6920 Fax. 03-5341-6921

装丁・イラスト 桂川 潤

印刷・製本 シナノ印刷株式会社

ISBN 978-4-264-03953-2 C0095